大医传承文库·名老中医带教问答录系列

刘大新带教问答录

——耳鼻咽喉临床验案及学术思想剖析

主编 王嘉玺 魏 然 姜 辉

U0343255

全国百佳图书出版单位

中国中医药出版社

·北 京·

图书在版编目（CIP）数据

刘大新带教问答录：耳鼻咽喉临床验案及学术思想
剖析 / 王嘉玺，魏然，姜辉主编 . -- 北京：中国中医药出版社，
2025. 3. --（大医传承文库）.
ISBN 978-7-5132-9296-2

Ⅰ. R276.1

中国国家版本馆 CIP 数据核字第 2025NY4433 号

中国中医药出版社出版

北京经济技术开发区科创十三街 31 号院二区 8 号楼

邮政编码　100176

传真　010-64405721

河北省武强县画业有限责任公司印刷

各地新华书店经销

开本 710×1000　1/16　印张 8.5　字数 134 千字

2025 年 3 月第 1 版　2025 年 3 月第 1 次印刷

书号　ISBN 978 - 7 - 5132 - 9296 - 2

定价　49.00 元

网址　www.cptcm.com

服 务 热 线　010-64405510

购 书 热 线　010-89535836

维 权 打 假　010-64405753

微信服务号　zgzyycbs

微商城网址　https://kdt.im/LIdUGr

官 方 微 博　http://e.weibo.com/cptcm

天猫旗舰店网址　https://zgzyycbs.tmall.com

如有印装质量问题请与本社出版部联系（010-64405510）

《大医传承文库》
顾 问

顾 问（按姓氏笔画排序）

丁 樱	丁书文	马 骏	王 烈	王 琦	王小云	王永炎
王光辉	王庆国	王素梅	王晞星	王辉武	王道坤	王新陆
王毅刚	韦企平	尹常健	孔光一	艾儒棣	石印玉	石学敏
田金洲	田振国	田维柱	田德禄	白长川	冯建华	皮持衡
吕仁和	朱宗元	伍炳彩	全炳烈	危北海	刘大新	刘伟胜
刘茂才	刘尚义	刘宝厚	刘柏龄	刘铁军	刘瑞芬	刘嘉湘
刘德玉	刘燕池	米子良	孙申田	孙树椿	严世芸	杜怀棠
李 莹	李 培	李曰庆	李中宇	李世增	李立新	李佃贵
李济仁	李素卿	李景华	杨积武	杨霓芝	肖承悰	何立人
何成瑶	何晓晖	谷世喆	沈舒文	宋爱莉	张 震	张士卿
张大宁	张小萍	张之文	张发荣	张西俭	张伯礼	张鸣鹤
张学文	张炳厚	张晓云	张静生	陈彤云	陈学忠	陈绍宏
武维屏	范永升	林 兰	林 毅	尚德俊	罗 玲	罗才贵
周建华	周耀庭	郑卫琴	郑绍周	项 颗	赵学印	赵振昌
赵继福	胡天成	南 征	段亚亭	姜良铎	洪治平	姚乃礼
柴嵩岩	晁恩祥	钱 英	徐经世	高彦彬	高益民	郭志强
郭振武	郭恩绵	郭维琴	黄文政	黄永生	梅国强	曹玉山
崔述生	商宪敏	彭建中	韩明向	曾定伦	路志正	蔡 淦
臧福科	廖志峰	廖品正	熊大经	颜正华	禤国维	

总 前 言

名老中医经验是中华医药宝库里的璀璨明珠，必须要保护好、传承好、发扬好。做好名老中医的传承创新工作，就是对习近平所提出的"传承精华，守正创新"的具体实践。国家重点研发计划"基于'道术结合'思路与多元融合方法的名老中医经验传承创新研究"项目（项目编号：2018YFC1704100）首次通过扎根理论、病例系列、队列研究及数据挖掘等定性定量相结合的多元融合研究方法开展名老中医的全人研究，构建了名老中医道术传承研究新范式，有效地解决了此前传承名老中医经验时重术轻道、缺乏全面挖掘和传承的方法学体系和研究范式等问题，有利于全面传承名老中医的道术精华。

基于扎根理论、病例系列等多元研究方法，项目研究了包括国医大师、院士、全国名中医、全国师承指导老师等在内的136位全国名老中医的道与术，在项目组成员共同努力下，最终形成了系列专著成果。《名老中医传承学》致力于"方法学体系和范式"的构建，是该项目名老中医传承方法学代表作。本书首次提出了从"道"与"术"两方面来进行名老中医全人研究，并解析了道术的科学内涵；介绍了多元融合研究方法，阐述了研究实施中的要点，并列举了研究范例，为不同领域的传承工作提供范式与方法。期待未来更多名老中医的道术传承能够应用该书所提出的方法，使更多名老中医的道术全人精华得以总结并传承。《全国名老中医效方名论》汇集了79位全国名老中医的效方验方名论，是每位名老中医擅治病种的集中体现，荟萃了名老中医本人的道术大成。《走近国医》由课题组负责人、课题组骨干、室站骨干、研究生等组成的编写团队完成，阐述从事本研究工作中的心得体会，展现名老中医带给研究者本人的收获，以期从侧面展现名老中医的道术风采，并为中医科研工作者提供启示与思考。"大医传承文库·疑难病名老中医经验集萃系列"荟萃了以下重大难治病种著作：《脑卒中全国名老中医治验集萃》《儿科病全国名老中医治验集萃》《慢性肾炎全国名老中医治验集萃》《慢性肾衰竭全国名老中医治验集萃》《糖尿病全国名老中医治验集萃》《慢性肝病全国名老中医治验集萃》《慢性阻塞性肺疾病全国名老中医治验集萃》《免疫性疾病全国名老中医治验集萃》《失眠全国名老中医治验集萃》《高血压全国名老中医治验集萃》《冠心病全国名老中医治验集萃》《溃疡性结肠炎全国名老中医治验集萃》《胃炎全国名老中医治验集萃》《肺癌全国名老中医治验集萃》《颈椎病全国名老中医治验集萃》。这些著作集中体现了名老中医擅治病种的精粹，既包括学术思想、学术观点、临证经验，又有典型病例及解读，可以从书中领略不同名老中医对于同一重大难治病的不同观点和经验。在"大医传承文库·对话名老中医系列"中，我们邀请名老中医讲述成才故事、深入解析名老中医道术形成过程，让读者体会大医精诚，与名老中医隔空对话，仿佛大师就在身边，领略不同大医风采。"大医传承文库·名老中医经验传承系列"在扎根理论、处方挖掘、典型病例等研究结果的基础上，生动还原了名老中医的全人道术，既包含名老中医学医及从医过程中的所思所想，突出其成才之路，充分展现了其学术思想形成的过程及临床诊疗专病的经验，又讲述了名老中医的医德医风等经典故事，总结其擅治病种的经验和典型医案。"大医传承文库·名老中医带教问答录系列"通过名老中医与带教弟子一问一答的形式，逐层递进，层层剖析名老中医诊疗思维。在师徒的一问一答中，常见问题和疑难问题均得以解析，读者如身临其境，深入领会名老中医临证思辨过程与解决实际问题的思路和方法，犹如跟师临证，印象深刻、领悟透彻。"大医传承文库·名老中医特色诊疗技术系列"展示了名老中医的特色诊法、推拿、针灸等特色诊疗技术。

期待以上各个系列的成果，为读者生动系统地了解名老中医的道术开辟新天地，并为名老中医传承事业做出一份贡献。

以上系列专著在大家协同、团结奋斗下终得以呈现，在此，感谢科技部重点研发计划的支持，并代表项目组向各位日夜呕心沥血的作者团队、出版社编辑人员一并致谢！

总主编　谷晓红
2023 年 3 月

前　言

　　刘大新教授，首都名中医，北京中医药大学东方医院主任医师、教授，师承博导，第五批、第六批全国老中医药专家学术经验继承工作指导老师，第四批、第五批北京市老中医药专家学术经验继承工作指导老师。担任北京中西医结合学会理事兼耳鼻喉科专业委员会主任委员、中华中医药学会耳鼻喉科分会名誉主任委员、世界中医药学会联合会耳鼻喉口腔科专业委员会顾问等职务。曾承担科研课题10余项（国家级5项）；发表学术论文70余篇；主编及参与编写专业书籍46部（主编7部，主审4部，副主编5部）。曾获中华中医药学会耳鼻喉科分会学科建设与学术发展突出贡献奖、北京市教书育人先进个人、首届首都中医榜样人物及北京中医药大学"第二届岐黄中医药基金传承发展奖"。

　　刘大新教授学术上提出"以患为师"的思想，临证避免惯性思维、主观自负、墨守效仿、性格偏执及特立独行的"学派"，让患者"指导"看病。他提出"今之虚非古之虚"，强调古人所言之虚多为物质缺乏所致，今人所患之虚多为物质过于丰富所致；对耳鸣辨证认为"肾虚不是目前耳鸣主要病因"，而主张"脾虚是耳鸣主要病因"观点。教学方面，刘大新教授主张"授之以渔"，引导学生"在学习中寻找兴趣，在兴趣中深入学习"，强调"学与问"结合，主张"为医者要有善辨思智与慈悲胸怀"和"以患为师"理念，鼓励学生涉猎专业之外的各种文化，"培养与文化相适应的医生"，坚持"学术求实"，反对"标新立异"，树立牢固中医思维，倡导开展"无利益师带徒"促进中医人才培养多元化。

　　祖国中医药的发展离不开传承与创新。为了进一步弘扬刘大新教授的医德医风、学术思想和临证经验，本书为国家重点研发计划——基于"道术结合"思路与多元融合方法的名老中医经验传承创新研究（项目编号：2018YFC1704100）课题——"名老中医经验挖掘与传承的方法学体

I

系和范式"（课题编号：2018YFC1704101）的研究成果，受到科技部及北京康仁堂药业有限公司的资助，在此一并致谢！本书涵盖刘大新教授近几年临床典型医案及对中医耳鼻咽喉学术方面的独到见解，采用师生问答的形式，刘老亲自解答，详尽辨证，全面彻底解读刘大新老师临证辨证思维过程，充分体现名老中医临床辨证方法、技巧、学术观念和学术思想。

全书共分上下两篇，上篇为医案点评，下篇为师徒对话，收录刘大新教授近年来特色临床医案，借助跟诊学生一问一答形式，深入展现名老中医临证辨证思维、辨证技巧、用药特点。刘大新教授对相关问题的解答，侧面反映了他的医德医风、学术思想、独特的临证辨证理论，生动地解决了学生、各层级医师，甚至中医爱好者在学习研究中医中遇到的问题。

希望本书的出版，可以服务于广大的临床医生及学子，使他们通过阅读本书有所收获，有所启迪，传承名老中医学术思想，更好地应用于临床。让我们共同为服务于人类健康而努力奋斗！

王嘉玺

2021 年 12 月

目 录

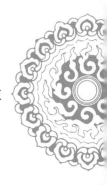

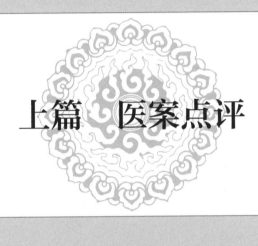

上篇　医案点评

第一章　典型案例

第一节　鼻鼽医案

一、鼻鼽宜固表祛湿

患者：张某。性别：女。年龄：43 岁。

初诊：2019 年 12 月 4 日。

主诉：鼻痒、喷嚏、清涕、鼻塞反复发作 5 年，加重 1 周。

现病史：患者 5 年前始发鼻痒、喷嚏、清涕、鼻塞等症状，时值小雪节气。5 年来每遇寒凉发作而冬季更甚且持续不愈。1 周前正值小雪，因天气降温而症状加重。喷嚏后流大量清涕，鼻塞夜甚以致夜寐难安。

刻下症：鼻痒、喷嚏、清涕、鼻塞频作，身无发热恶寒，亦无咽痛、咽干、咽痒。无气促喘息、胸闷憋气。纳呆，无恶心呕吐、腹胀。小便正常，大便黏腻不爽。

检查：面色少华，体态如常，步入诊室。神清合作。舌暗红，苔黄腻。语音清晰，语声如常。血压 130/70mmHg，脉搏 86 次 / 分。鼻黏膜色淡，下鼻甲稍肿胀，双侧中鼻道及嗅裂洁。

西医诊断：过敏性鼻炎。

中医诊断：鼻鼽（肺气不固，脾失健运）。

治法：治宜益气固表，健脾祛湿，通利鼻窍。

方药：生黄芪 30g，防风 10g，陈皮 10g，白术 10g，清半夏 9g，茯苓 20g，竹茹 10g，苍耳子 10g，白芷 10g，川芎 10g，五味子 6g，桂枝 6g，党参 10g，生甘草 6g。14 剂，水煎服，日 2 次。

二诊：2019 年 12 月 18 日。

患者诉药后喷嚏流清涕症状缓解。眼痒，鼻痒，口干口苦，易着急，纳可，多梦，盗汗，善惊悸，月经量少，大便不爽。舌暗，苔黄腻，脉弦滑。

方药：生黄芪 30g，生甘草 6g，防风 10g，白术 10g，陈皮 10g，姜半夏 9g，茯苓 20g，苍耳子 10g，白芷 10g，川芎 10g，五味子 6g，党参 10g，远志 10g，柴胡 10g，郁金 10g，合欢花 10g，合欢皮 10g，薏苡仁 30g，丹参 30g，浮小麦 30g。14 剂，水煎服，日 2 次。

三诊：2020 年 1 月 4 日。

药后喷嚏流清涕、眼痒、鼻痒症状较前明显减轻，时有晚间气短，心烦好转，纳可，大便可。舌淡暗，苔白，脉弦。

方药：细辛 2g，杏仁 10g，生甘草 6g，防风 10g，白术 10g，陈皮 10g，姜半夏 9g，茯苓 20g，苍耳子 10g，白芷 10g，川芎 10g，五味子 6g，党参 10g，合欢花 10g，合欢皮 10g，薏苡仁 30g，丹参 30g，生黄芪 30g。14 剂，水煎服，日 2 次。

随访：后随访患者症状明显减轻，并逐渐好转中。

【师徒评案】

学生：鼻鼽多由肺气虚，卫表不固，风寒乘虚侵入吗？

老师：该患者主症鼻塞流涕。鼻鼽多由肺气虚，卫表不固，风寒乘虚侵入而引起。鼻鼽最早见于《素问·脉解》，其曰："……头痛、鼻鼽、腹肿者，阳明并于上，上者则其孙络太阴也，故头痛、鼻鼽、腹肿也。"后世医家对本病的论述也较多，如金代《刘河间医学六书》中说："鼽者，鼻出清涕也。"对鼻鼽的病因，明代《证治要诀》说："清涕者，脑冷肺寒所致。"鼻鼽常见的病因病机为肺气虚弱，卫表不固，风寒乘虚而入，犯及鼻窍，邪正相搏，肺气不得通调，津液停聚，鼻窍壅塞，遂致喷嚏流清涕，鼻塞不通。

学生：鼻鼽的病变在肺，其病理变化与脾肾有何关系？

老师：鼻鼽多因脾虚而脾气不能输布于肺，导致肺气也虚。而肺气之根在肾，肾虚则摄纳无权，气不归元，风邪得以内侵。故鼻鼽的病变在肺，但其病理变化与脾肾有一定关系。此患者肺脾两虚之象显著，兼有肺脾气虚后水液运行不利所致湿滞表现，以此论治方得要领。

学生：该患者鼻鼽反复发作，针对这类患者，在疗法上有何有效方法？

老师：考虑患者鼻鼽反复发作，治疗不彻底或病后失调余邪未清，损伤肺脾，致肺脾虚弱，气虚则血行不畅，加之久病入络，瘀滞鼻窍，而发鼻鼽迁延不愈。治疗应以益气活血、散结通窍为法。加用丹参等活血化瘀之品，收效更佳。所以纵观病史，四诊合参，其病源在肺脾，兼有湿热瘀血。因病程较长，当下应标本兼治。

【传承心得体会】

患者过敏性鼻炎 5 年余，反复发作。结合舌脉，属肺脾气虚之象。肺气虚弱，会引起卫外功能不足，卫表不固，腠理疏松，风寒之邪则易乘虚而入，肺受寒邪，肺气不得通调，鼻为肺窍，肺气不宣，鼻窍不利，而致鼻鼽。"肺气虚则鼻塞不利少气。"在脏腑病机中，以肺为首。若肺脏气机失调，则鼻窍壅塞，通气不畅而为病。《素问·五脏别论》云："五气入鼻，藏于心肺，心肺有病而鼻为之不利也。"《灵枢·本神》云："肺藏气，气舍魄，肺气虚则鼻塞不利少气，实则喘喝胸盈仰息。"又《外台秘要》说："肺脏为风冷所乘，则鼻气不和，津液壅塞。"脾气虚弱，可导致肺气不足，肺失宣降，则津液停聚，使寒湿久凝鼻部而致病。盖脾为生气之源，肺为气之枢，鼻为肺之窍，鼻之健旺有赖于脾气之滋养。若饮食不节，情志不和，或劳倦过度，伤及脾气，日久而致脾气虚弱，脾虚则损及肺气，致肺不足，肺失宣降，引津液停聚，使湿浊久凝鼻部而致病，日久亦可化热。肺主气，五行归属为金，脾为气血生化之源，五行归属为土，而土生金。脾运失司，则肺气虚，至卫弱失固。湿浊内停，湿热泛鼻，鼻塞不利，恰如《素问·玉机真脏论》曰："中央土以灌四傍……其不及，则令人九窍不通。"另外，此患者久病入络，壅塞鼻窍，故加用丹参、柴胡、川芎之活血化瘀之品以益气活血、散结通窍。又因平素心烦焦虑，盗汗，影响睡眠，故刘老加用浮小麦止汗除烦，合欢花、合欢皮、柴胡、郁金诸药疏肝解郁，活血通窍治疗，收效颇丰。

二、鼻鼽应注意肝气郁结、气滞血瘀之病机

患者：兰某。性别：女。年龄：35 岁。

初诊：2017 年 1 月 19 日。

主诉：鼻痒、喷嚏、清涕、鼻塞反复发作 7 年。

现病史：鼻痒、喷嚏、眼痒、畏风反复发作 7 年，近日加重，中西医治疗效果欠佳，常伴心烦焦躁，失眠多梦，不堪其扰，为求进一步诊疗，慕名来到刘老门诊。

刻下症：鼻痒、喷嚏伴鼻流清涕，口腔异味，偶有痰中带血，情绪急躁，精神焦虑，纳可，大便黏腻，睡眠尚可，舌暗红苔黄厚腻，脉弦虚。

既往史：素有胆结石。

检查：神志清晰，面色萎黄，形体匀称，头发略稀少，皮肤润泽。无异常气味，语声高亢。血压 130/70mmHg，脉搏 86 次 / 分。鼻黏膜色淡，下鼻甲稍肿胀，双侧中鼻道及嗅裂洁。

西医诊断：过敏性鼻炎。

中医诊断：鼻鼽（肝郁脾虚，气滞血瘀）。

治法：疏肝健脾，行气活血。

方药：醋柴胡 10g，当归 15g，白芍 15g，茯苓 20g，白术 10g，郁金 10g，丹参 20g，玫瑰花 6g，陈皮 10g，竹茹 10g，车前子 30g，栀子 10g，丹皮 15g，砂仁 10g，干姜 6g，盐知母 10g，盐黄柏 10g，浙贝母 10g。7 剂，水煎服，日 2 次。

二诊：2017 年 1 月 27 日。

患者诉药后，喷嚏流清涕症状减轻。口腔异味无，心情好转，纳可，大便稍黏，睡眠尚可，舌暗红苔白腻，脉弦。

方药：醋柴胡 10g，当归 15g，白芍 15g，茯苓 20g，白术 10g，郁金 10g，丹参 20g，玫瑰花 6g，陈皮 10g，车前子 30g，栀子 10g，丹皮 15g，

砂仁 10g，盐知母 10g，盐黄柏 10g，浙贝母 10g。14 剂，水煎服，日 2 次。

三诊：2017 年 2 月 10 日。

药后喷嚏流清涕、眼痒、鼻痒症状较前明显减轻。心烦好转。纳可。大便可。舌暗红苔白，脉弦。

方药：醋柴胡 10g，当归 15g，白芍 15g，茯苓 20g，白术 10g，郁金 10g，丹参 20g，玫瑰花 6g，陈皮 10g，栀子 10g，丹皮 15g，砂仁 10g，盐知母 10g，盐黄柏 10g。14 剂，水煎服，日 2 次。

随访：后随访患者症状明显减轻，原方继服 14 剂，患者逐渐好转。

【师徒评案】

学生：同样是鼻鼽患者，为何选用逍遥散作为主方？

老师：本案患者是郁证的典型病例，患者为中青年女性，由于家庭不和，肝郁气滞脾虚，久治不愈。郁证鼻鼽患者的病因以肝气郁滞为症结。所以我们在治疗过敏性鼻炎中，要考虑患者有无情志致病因素，注重整体，辨证论治。这就是《素问·疏五过论》所谓之"诊有三常"，在诊疗疾病中非常重要。

学生：何谓"诊有三常"？

老师：《素问·疏五过论》云："诊有三常，必问贵贱，封君败伤，及欲侯王。故贵脱势，虽不中邪，精神内伤，身必败亡。始富后贫，虽不伤邪，皮焦筋屈，痿躄为挛。"诊病需注意三种情况，即社会地位的贵贱，是否有被削爵失势之事，是否有欲作侯王的妄想。因为地位权势失去之后，虽然没有感受邪气，但精神情志受伤，身体受损。所以肝郁不舒也会影响人体免疫功能，也就是精神免疫学，涉及生物、心理和社会。

学生：因郁致病也是当今疾病重要病因吗？

老师：郁证病因多端，病机复杂，主要包括以下几方面。①忧思郁怒，肝气郁结。肝主疏泄，性喜条达，忧思郁虑、愤满恼怒等精神刺激均可使肝失条达，气机不畅，以致肝气郁结而成气郁，此为郁之主要病机，因气为血帅，气行则血行，气滞则血瘀。气郁日久，影响及血，使血液运行不畅，甚至发生血瘀阻滞，则形成血郁。若血瘀久而化火，则会发生肝火上炎的病变，而形成火郁。津液运行不畅，停聚于脏腑、经络，凝聚成痰，则形成痰郁。郁久耗伤阴血，则可导致肝阴不足。②情志不遂，肝郁抑脾。有所愿不遂，精神紧张，家庭不睦，境遇不幸，忧愁悲哀，后长期伏案思索，使脾气郁结，或肝血不足，失于疏泄，肝气郁结，横逆侮脾，或水不疏土，均可导致脾失健运，使脾的消磨水谷及运化水湿的作用受到影响。若脾不能消磨水谷，必致食积不消，而成食郁。若不能运化水湿，水湿内停，凝为痰浊，则形成痰郁。久郁伤脾，饮食减少，气血生化乏源，则可导致心脾两虚。另外，肝郁抑脾，耗伤心气，营血渐耗，心失所养，神失所藏，即所谓忧郁伤神。正所谓"悲哀忧愁则心动，心动则五脏六腑皆摇"。该患者以肝气郁滞为病因症结，因此我们在治疗过敏性鼻炎中，要考虑患者有无情志致病因素，注重整体，辨证论治，方得奇效。

【传承心得体会】

鼻鼽病因病机，从古至今强调"三虚一实"，即肺、脾、肾三脏虚损及肺经伏热。医者在临床治疗中应注重整体观，并以患者临床表现为依据，四诊合参立法选方。在提炼古今"三虚一实"观点的基础上总结临床经验，过敏性鼻炎属本虚标实，要结合局部症状、全身表现及现代人体质特点来用药。患者为中青年女性，由于家庭不和，肝郁气滞脾虚，久治不愈。因此肝气郁结、气滞血瘀以致鼻窍不利为其病因，治疗原则以疏肝健脾、活血通窍为主。

本案主方选取丹栀逍遥散加减。逍遥散出自《太平惠民和剂局方·治妇人诸疾》，具有疏肝解郁、健脾和营的作用，主治肝郁血虚脾弱，是气郁的代表方。方中醋柴胡、郁金、玫瑰花疏肝解郁理气，以顺肝性；当归、白芍养肝柔肝，帮助柴胡恢复肝的顺达之性，兼制柴胡疏泄太过；白术、茯苓益气健脾，促进气血生化；干姜辛温，助柴胡疏肝，助茯苓、白术以健脾胃；陈皮、砂仁理气健脾；车前子清热利湿；竹茹、浙贝母化痰清热；盐知母、盐黄柏滋阴清热；栀子、丹皮清热除烦；丹参、玫瑰花活血解郁。

所以在治疗鼻鼽时强调既有辨证原则性，又有对症灵活性，针对疾病过程中不同兼证随机应变，正如仲景所述"观其脉证，知犯何逆，随证治之"。

如临床兼见瘀血证候，可加丹参、红花等活血化瘀之品；兼见脾虚湿滞者，加党参、茯苓、泽泻等健脾祛湿；兼见肝气郁结者，加柴胡、白芍等疏肝理气；兼见失眠者，加远志、夜交藤、酸枣仁或生龙骨、生牡蛎等安神之品；兼热象者，加黄芩、栀子等。通过辨证施治使患者整体体质得到调整，最终取得最佳临床疗效。

三、鼻鼽辨证原则——三因制宜

患者：王某。性别：女。年龄：50 岁。

初诊：2019 年 3 月 1 日。

主诉：喷嚏、流清涕反复发作 4 年，加重 2 周。

现病史：患者 4 年前感冒后出现鼻塞、喷嚏、流清涕，伴发热，周身酸痛，咽痛，咳嗽咯痰、色白，于社区卫生服务站就诊，诊断为"急性上呼吸道感染"，经对症治疗后缓解，但此后反复出现喷嚏、流清涕、鼻塞、鼻痒等症状，多于受寒、劳累后发作明显加重，平素畏风，易感冒。曾于药店自行购买鼻喷药物，效果不理想，2 年前曾于某三甲医院耳鼻喉科就诊，诊断为"过敏性鼻炎"，间断口服及外用喷鼻药物，具体药名不详。2 周前受寒后出现鼻痒、流清涕、鼻塞加重。现为求进一步诊疗，来到刘老门诊。

刻下症：鼻痒、喷嚏、鼻流清涕、鼻塞。无发热恶寒。无喘憋。纳食可，夜眠欠安，多梦易醒。大便可，日一行。小便调。舌淡暗，边尖红，苔薄白。脉弦细。

检查：面色少华，体态如常，步入诊室。神清合作。语音清晰，语声如常。血压 110/70mmHg，脉搏 76 次 / 分。鼻黏膜苍白水肿，下鼻甲肿胀，鼻中隔右偏，鼻腔可见大量清涕。

西医诊断：过敏性鼻炎。

中医诊断：鼻鼽（肺脾气虚，瘀血阻窍）。

治法：益气固表，活血通窍。

方药：白芷 10g，辛夷 6g，苍耳子 10g，黄芩 10g，生黄芪 30g，白术 10g，防风 10g，川芎 6g，桔梗 10g，茯苓 30g，泽泻 20g，车前子 30g，丹参 30g，生甘草 6g，酸枣仁 30g。7 剂，水煎服，日 2 次。

二诊：2019 年 3 月 10 日。

患者诉鼻痒、喷嚏明显好转，鼻塞明显减轻，清涕明显减少。食欲明显好转，夜寐较前好转。大便通畅。舌淡暗，边尖红，苔薄白，脉弦细。

方药：生黄芪 30g，茯苓 30g，白术 10g，黄芩 10g，辛夷 6g，白芷 10g，五味子 6g，竹茹 10g，桔梗 10g，苍耳子 9g，栀子 10g，防风 10g，浙贝母 10g，川芎 6g，生甘草 6g。14 剂，水煎服，日 2 次。

三诊：2019 年 3 月 24 日。

患者诉药后，鼻塞明显好转，偶有喷嚏，少量清涕。纳食同前。夜寐安，二便可。舌淡暗，苔薄白，脉弦细。

方药：防风 10g，生黄芪 30g，白术 10g，黄芩 10g，白芷 10g，五味子 6g，川芎 10g，辛夷 6g，茯苓 30g，浙贝母 10g，生甘草 6g，桔梗 10g，红花 10g，当归 15g，远志 10g，路路通 10g。14 剂，水煎服，日 2 次。

随访：2 周后复诊，诸症均缓解，遂停药。

【师徒评案】

学生：鼻鼽还可见于肺脾气虚，瘀血阻窍者？

老师：鼻鼽之病机为肺、脾、肾三脏虚损并肺经伏热，目前临床还可见肺脾气虚，瘀血阻窍者，病性为本虚标实，治疗应遵循"急则治标""缓则治本"的原则。我们医生在临床治疗中始终强调整体与局部辨证统一之观点，症状表现在局部，根源在整体。并以患者临床症状表现为依据，四诊合参立法用药。

学生：临证用药如何加减？

老师：如临床兼见瘀血证候，可加赤芍、红花等活血化瘀之品；气滞而致使血瘀者，加柴胡、香附等疏肝理气；兼见失眠者，加合欢花、合欢皮、远志、首乌藤、酸枣仁或生龙骨、生牡蛎等安神之品；兼热象者，加黄芩、栀子等。

【传承心得体会】

该患者主症过敏性鼻炎，属中医"鼻鼽"范畴，中医对本病的描述最早在西周时代（约公元前 1066 年—前 770 年）。鼻鼽病因病机，从古至今强调"三虚一实"，即肺、脾、肾三脏虚损及肺经伏热。后世医家对本病的论述也较多，鼻鼽的病因病机主要是：肺气虚弱，卫表不固，风寒乘虚而入，犯及鼻窍，邪正相搏，肺气不得通调，津液停聚，鼻窍壅塞，遂致喷嚏、流清涕；此外脾虚则脾气不能输布于肺，肺气也虚；而肺气之根在肾，肾虚则摄纳无权，气不归元，风邪得以内侵。故鼻鼽的病变在肺，但其病理变化与脾肾有一定关系。此患者肺脾两虚之象显著，兼有肺脾气虚后水液运行不利所致湿滞及瘀血表现，以此论治。

刘大新老师在临床治疗中强调整体论治－三因制宜的观点，并以患者临床表现为依据，四诊合参立法选药治疗。在提炼古今"三虚一实"及总结临床经验基础上，提出此病本虚标实，并于临证时结合患者生活环境、发病节气、发病原因，依据局部症状、全身表现及个人体质特点，进行综合辨证论治。除此之外，刘老师认为肺脾气虚日久可致气滞血瘀，或情志因素导致肝气郁结，以致鼻窍不利而为病，更完善了鼻鼽病因病机理论。

第二节 喉喑医案

一、喉喑宜从脾论治

患者：李某。性别：男。年龄：77 岁。

初诊：2021 年 1 月 21 日。

主诉：声音嘶哑 3 年。

现病史：患者初次发病节气为大寒，3 年前患者感冒后出现声音嘶哑，呈间歇性，无呼吸困难。曾于友谊医院、同仁医院就诊，经纤维喉镜检查发现左侧声带前 1/3 有白色分泌物，对症治疗，具体药物不详。症状未缓解，遂至我院就诊。

刻下症：目前声音嘶哑持续性，夜间打鼾，无咽痛咽痒，无咳嗽咳痰，无恶心呕吐，纳可，眠可，二便调。

既往史：糖尿病、高血压。

检查：面色少华，体态如常，步入诊室。神清合作，舌暗红，苔厚腻，脉细滑。言语声低，声音嘶哑。血压130/70mmHg，脉搏80次/分。本院喉镜（2021-1-21）示双侧声带黏膜充血肿胀，左侧声带前中1/3可见黏膜增生，双侧声带近前联合处可见白色分泌物附着，声带运动可，闭合差。杓区黏膜略肿胀，双侧梨状窝及会厌前间隙黏膜光滑。

西医诊断：慢性喉炎。

中医诊断：慢喉喑（肺脾气虚、痰湿阻滞）。

治法：补益肺脾、化痰开音。

方药：清半夏9g，陈皮10g，茯苓20g，白术10g，香附10g，木蝴蝶10g，诃子6g，桔梗10g，浙贝母10g，薏苡仁30g，丹参15g，太子参20g，山药15g，炙甘草6g。14剂，水煎服，每日2次。

二诊：2021年2月9日。

患者诉服药后声音嘶哑稍减轻。鼻干，无夜间打鼾，二便调，纳可，眠可。舌暗红苔白厚，脉弦滑。

方药：陈皮10g，茯苓20g，白术10g，香附10g，木蝴蝶10g，诃子6g，夏枯草10g，桔梗10g，浙贝母10g，薏苡仁30g，丹参15g，太子参20g，山药15g，炙甘草6g，党参15g，赤芍15g。14剂，水煎服，每日2次。

三诊：2021年2月23日。

患者诉服药后声音嘶哑明显减轻。无夜间打鼾，二便调，纳可，眠可。舌暗红苔白，脉弦滑。

方药：陈皮10g，茯苓20g，白术10g，香附10g，木蝴蝶10g，夏枯草10g，桔梗10g，浙贝母10g，薏苡仁30g，丹参15g，太子参20g，山药15g，炙甘草6g，党参15g，赤芍15g。14剂，水煎服，每日2次。

随访：后患者电话随访自觉声嘶明显减轻，嘱休声，清淡饮食，患者表示满意，自行观察，未就诊。

【师徒评案】

学生： 患者证属肺脾气虚兼痰湿阻滞？

老师： 患者声音嘶哑3年。结合舌脉，属肺脾气虚兼痰湿阻滞。脾为后天之本，气血生化之源，主运化水谷精微及水湿；脾主升清，升举清阳之气濡养咽喉，故喉的生理功能正常与否与脾运化功能息息相关。

学生： 后天之本脾胃与喉密切相关？

老师： 正如《诸病源候论》所言："喉咽者，脾胃之候，气所上下。"脾气亏虚则运化功能失调，津液代谢障碍，易聚湿成痰。《张氏医通》曾言："肥人痰湿壅滞，气道不通而声暗者……"《杂病广要》亦云："痰涎壅滞，随气而升，结于胸膈，上逼咽喉。"再者，肺气亏虚或肺阴不足，即可导致声音嘶哑。喉为肺之门户，肺生气，气上会厌而成声。脾为肺金之母，若金失于母相生之用，喑病则生。正如张景岳所云"金实不鸣，金破亦不鸣"。

学生： 针对这类患者采用什么治法和方药呢？

老师： 该患者形体偏胖，面色少华，嗜食肥甘厚腻之品，考虑患者生活偏嗜及糖尿病、高血压的病史，辨证为肺脾气虚兼痰湿阻滞。立法补益肺脾，化痰开音。予二陈汤为主方，理气化痰；太子参、山药、薏苡仁补益肺脾；浙贝母、木蝴蝶、诃子、桔梗宣肺化痰开音；另外，此患者久病气血瘀滞，脉络不利，故加用丹参、香附以行气活血。

【传承心得体会】

该患者主症声音嘶哑。该症状早在殷商时代，已有"音有疾""疾言"的记载。历代医家对喉喑的论述也较多，如明代张介宾在《景岳全书》中提出"金实不鸣，金破亦不鸣"理论；《张氏医通》卷四有"至若久病失音，必是气虚夹痰之故，宜滋肺肾之化源，非生脉散下都气丸不可"之言；《景岳全书》卷二十八云："或以饥饱，或以疲劳，致败中气而喘促为喑者，脾之病也。"慢喉喑的病因病机主要是脏腑虚损，以肺脾亏虚为主。脾主运化，吸收水谷精微，并依赖于肺气宣降输布全身。脾运化功能失常，则湿生，日久为痰，痰湿阻于咽喉，导致发声不利。此外，脾为生气之源，肺为主气之枢，多言耗气，声嘶日久，易致肺脾气虚，津液不能上输咽喉，亦可导致声门鼓动无力，发为喉喑。所以，慢喉喑病位在喉，与肺脾密切相关，病理性质多为本虚标实，虚实夹杂。此患者病程日久，语声低微，声带肥厚肿胀，肺脾两虚明显且兼有水液运行不畅之痰湿阻滞表现，以此论治。

纵观病史，四诊合参，辨证为肺脾气虚兼痰湿阻滞。治疗上遵循《景岳全书》所述"喑哑之病，当知虚实。实者，其病在标，因窍闭而喑也；虚者，其病在本，因内夺而喑也"，明辨虚实，标本兼顾。

二、治疗喉喑宜调和肝脾

患者：朱某。性别：男。年龄：65 岁。

初诊：2020 年 2 月 21 日。

主诉：声音嘶哑 3 年。

现病史：3 年前于脑瘤全麻手术后出现声音嘶哑。曾于北京同仁医院喉科、天坛医院耳鼻喉科、协和医院耳鼻喉科就诊，均诊断为"慢性喉炎"，未给予药物治疗，建议患者嗓音训练治疗，但嗓音训练治疗 1 月后无明显改善，患者放弃。3 年来声音嘶哑症状多因用声过多而加重，伴咽痛，遂至我院就诊。

刻下症：声音嘶哑持续性，咽痛，心情郁闷不舒，纳呆，二便调畅。眠可。

检查：面色如常，体态如常，步入诊室。神清合作，舌质暗淡，舌苔薄白。脉弦滑。言语声低，声音嘶哑。血压 130/70mmHg，脉搏 80 次 / 分。间接喉镜示右侧室带超越，双声带边缘光滑，运动可，闭合差。

西医诊断：慢性喉炎。

中医诊断：慢喉喑（肝郁脾虚，气滞血瘀）。

治法：疏肝健脾，活血化瘀。

方药：柴胡 10g，茯苓 25g，玄参 12g，枳壳 10g，赤芍 15g，生地黄 12g，生黄芪 25g，桃仁 15g，薄荷 3g，桔梗 10g，白术 10g，射干 10g，白芍 15g，生甘草 6g，当归 15g。14 剂，水煎服，每日 2 次。

二诊： 2020 年 3 月 7 日。

患者诉药后，声嘶略有减轻，咽痛消失。大便可。舌质暗，舌苔黄稍腻，脉弦滑。

方药：陈皮 10g，清半夏 9g，白术 10g，茯苓 20g，党参 15g，凤凰衣 6g，浙贝母 10g，生甘草 6g，木蝴蝶 10g，赤芍 15g，香附 10g，郁金 10g，柴胡 10g，桔梗 10g，白芍 15g。14 剂，水煎服，每日 2 次。

三诊： 2020 年 3 月 21 日。

患者诉药后，声嘶明显缓解，咽痛消失。心情舒畅，食欲好，大便可。舌质暗，舌苔白，脉弦细。

方药：陈皮 10g，清半夏 9g，白术 10g，茯苓 20g，党参 15g，凤凰衣 6g，浙贝母 10g，生甘草 6g，白芍 15g，香附 10g，郁金 10g，柴胡 10g，桔梗 10g，白芍 15g。14 剂，水煎服，每日 2 次。

【师徒评案】

学生： 该患者治疗以疏肝健脾，活血化瘀为主？

老师： 此患者病程日久，语声低微，纳呆，喉镜示声带肥厚肿胀。"金破不鸣"，可见肺脾两虚明显，兼有水液运行不畅之痰湿阻滞声带表现，以此论治。患者因脑瘤手术后出现声音嘶哑，头颅手术使神明受扰，术后气血阴阳受损，经脉瘀阻，又因长期声嘶，心情难畅，肝郁不舒，故以疏肝健脾为本，加用活血、理气之品。

【传承心得体会】

该患者主诉声音嘶哑。喉喑是指以声音嘶哑为主要特征的喉部疾病，为耳鼻喉科多发病、常见病，尤其是职业性用嗓工作者的易发病，且发病无年龄、性别差异。历代医家对喉喑的认识不一，所沿用病名很多，起病急骤者，有"暴喑""卒喑"之称；反复发作或迁延不愈，或久病体虚而致者，又有"久喑""久无音""久嗽声哑""久病失音"之谓。此外尚有喑、瘖、喑哑、声嘶、声喝、失音、暴言难、卒失音、声哑喉、虚哑喉、音有疾、金伤声碎、哑劳等不同名称。关于其病因病机，《灵枢·忧恚无言》认为是"寒气客于厌"，《素问·至真要大论》归于"懊热内作"。隋《诸病源候论》

卷一、卷二记有失音、失声、声嘶等病名，并认为本病的病因病机是"风寒客于会厌之间"，或是"风冷伤于肺"，比《内经》观点更进一步。唐代孙思邈《备急千金要方》卷一十七载："肺气不足，言语失音，用补肺汤治疗。"宋代《太平圣惠方》卷三十五提出"风热之气上冲咽喉，攻于会厌"为本病的病因病机，并载方一首。《太平惠民和剂局方·咽喉》有"荆芥汤治风热壅肺，咽喉肿痛，语声不出"的记载。刘大新老师对于喉喑治疗提倡从脾论治。

第三节　耳眩晕医案

一、耳眩晕多宜息风化痰

患者：李某。性别：女。年龄：53 岁。

初诊：2019 年 7 月 16 日。

主诉：急性发作性旋转性眩晕 1 天。

现病史：患者于 7 月 15 日夜间突发旋转性眩晕，持续时间约 1 分钟，意识清楚，感自身向右侧旋转，于体位变动时眩晕加重，伴恶心、呕吐痰涎、出冷汗，精神不振，思维迟缓，言语模糊低微，无耳鸣耳聋，无耳胀闷感，无视物昏蒙，无视力下降，无头痛，无胸闷心慌，现为求诊治，遂来就诊。

刻下症：阵发性眩晕，体位改变时加重，伴恶心呕吐，自汗，精神不振，思维迟缓，无耳鸣耳聋，无耳胀闷感，无视物昏蒙。意识清楚，平素多思敏感，嗜食甜腻，时有腹胀，朝宽暮急，小便淡黄清净，大便溏。

检查：形体偏胖，面色少华，两目乏神，闭目不欲睁，动作迟缓，轮椅推入诊室。精神不振，思维迟缓。舌淡暗，苔白腻。语音模糊，语声低微。脉濡。血压 160/90mmHg，脉搏 87 次 / 分。双耳全频听力均值 < 25dB HL，鼓室声导抗 A 型；前庭双温试验示双侧水平半规管功能正常；Dix–Hallpike

试验示右后半规管耳石症。耳郭形态正常，解剖标志清楚，两侧对称，外耳道通畅，见少量碎屑状耵聍，无脓痂异物，皮肤无损伤红肿，外耳道后上壁无塌陷，鼓膜半透明，形态正常，表面标志清晰，无内陷外突，无红肿，无穿孔。

西医诊断：良性阵发性位置性眩晕。

中医诊断：耳眩晕（痰浊中阻）。

治法：健脾化痰，息风定眩。

方药：清半夏9g，白术10g，天麻10g，陈皮10g，茯苓30g，蔓荆子10g，党参20g，枳壳10g，莱菔子10g，白芥子10g，紫苏子10g，白芍15g，柴胡10g，桂枝10g，生姜6g，生甘草6g。7剂，水煎服，日2次。

二诊：2019年7月23日。

患者诉服药后，眩晕症状缓解。头昏沉如裹，恶心不欲进食，体倦懒言，嗜睡，小便淡黄清净，大便溏。舌淡暗苔白腻，脉濡。

方药：党参20g，茯苓30g，白术10g，陈皮10g，清半夏9g，砂仁10g，木香10g，生黄芪30g，桂枝10g，石菖蒲10g，桔梗10g，柴胡10g，丹参20g，当归15g，炙甘草10g。14剂，水煎服，日2次。

三诊：2019年8月7日。

药后头昏沉感、疲乏感较前明显减轻，食欲增加，小便淡黄清净，大便偏稀。舌淡暗苔白，脉濡。

方药：党参20g，茯苓30g，白术10g，砂仁10g，木香10g，山药15g，桔梗10g，清半夏9g，生黄芪30g，陈皮10g，丹参20g，柴胡10g，升麻10g，当归15g，桂枝10g，炙甘草10g。7剂，水煎服，日2次。

随诊：一周后电话随访，患者诉头昏沉感、疲乏感消失，二便调畅。

【师徒评案】

学生：该患者主诉急性发作性旋转性眩晕。古代医学文献中未有记载耳眩晕之病名，相关论述见于冒眩、头眩等病。中医辨治眩晕时，不外乎肝、脾、肾三脏，致病因素不出风、痰、瘀、虚四类，其病根属虚，病标、病象属实。该患者眩晕发作的病因病理为何？

老师：脾通过对水液的吸收、转输，与肺、肾、三焦、膀胱等脏腑共同调节和维持人体水液代谢的平衡。脾气健旺，运化水液的功能正常，水精四布，痰湿不生，气行通畅；脾气虚衰，运化水液的功能障碍，水精不布，痰饮水湿内生，影响气机运行，随气上逆，耳属清阳之窍，喜清恶浊，性好清灵，若痰湿上犯，蒙蔽清窍，可见眩晕。如《医学摘萃》所言："耳病者，浊阴之不降也……益调其中气，使浊降清升而耳病自愈矣。"脾在志为思，思虑太过，气结不散，中焦失运。该患者平素敏感多思，损伤脾气，健运失职，加之饮食偏嗜甜腻，滋湿生痰，痰湿上犯，致清窍蒙浊，发为眩晕。

学生：痰湿为何可以上犯耳窍，使清阳蒙浊？

老师：《医述》曰："痰之本，水也。"此言痰由水液凝聚而成，为水液之败物，虽其性类水，自动缓慢，可借气附血而动速。因气血于人，无处不到，无器不有。故气血之所到，即为痰湿之所至。气血循经脉而周流全身，痰邪亦附血循经而无所不至。气升则痰升，气降则痰降，气滞则痰滞，气壅则痰聚。《丹溪治法心要》载："痰之为物，在人身随气升降，无处不到，无所不之。"加之水湿之性属阴，故痰本于阴而质黏浊，易附着窍壁。《素问病机气宜保命集》言："耳者盖非一也，以窍言之，水也。"耳为水窍，易受湿害，若痰湿邪气随气血上行，则可阻于耳窍，使清阳蒙浊，发为眩晕。

学生：对于眩晕患者临床治疗时应注意什么？

老师：首先，明确眩晕类型。眩晕一病以病因分类包括心源性眩晕、眼源性眩晕、颈性眩晕、中枢性眩晕、颅内病变等等，不一而足。明确眩晕类型，是治疗眩晕的第一步。

其次，明确眩晕的病性。根据患者主诉，四诊合参，确定眩晕的病性，虚者补之，实者泻之。急性起病，伴恶寒发热或头身如裹，脉浮者为表证，属外感眩晕，病性属实。内伤眩晕的病性多为本虚标实，虚实夹杂之证。若由情绪郁勃引起眩晕，面赤口苦者，属肝阳上亢；饮食不节，头眩，呕吐痰涎，苔白腻者，属痰浊；眩晕伴有耳鸣，腰脊酸软者属肾虚；眩晕伴口唇色黯，舌质暗、有瘀点者属血瘀；若劳累后眩晕加剧，神疲气短，舌胖嫩、边有齿痕者属气血两虚。

随后，分证论治。因眩晕多为本虚标实之证，治疗时以补虚泻实，调整阴阳气血为治疗大法。肝阳上亢者治宜镇肝息风，痰邪上扰者施以燥湿祛痰或清热化痰，有瘀血之象者宜活血化瘀通络，气血不足者健脾养胃，助生化之源，肾精不足者补肾填精。

最后，随证遣方。肝阳上亢者以平肝潜阳，息风定眩为主，方选天麻钩藤饮加减；痰蒙清窍者燥湿祛痰，以半夏白术天麻汤主之；肾精不足者补肾健脾，主方以左归丸加减；瘀血内阻者活血通络，血府逐瘀汤治之；气血不足者补气生血，治以十全大补汤加减。

学生：痰、饮、水、湿之间有何异同？

老师：此四者均属体内水液停聚所形成的病理性产物，其形成均与肺、脾、肾三脏功能有关。"湿"无明显形质可见而呈"汽态"，弥漫性大，以肢体闷重酸困等为主要表现；"水"质清稀为液态，流动性大，以水肿、少尿为主症；"饮"是一种较水浊而较痰稀的液态病理产物，常停聚于腔隙、胃肠等处，由此引起的相应症状为主要临床表现；"痰"的质地稠浊而黏，常呈半凝固乳胶状态，流动性小，多停于肺，但可随气流窜全身，症状复杂，一般有吐痰多的主症。痰、饮、水、湿四者可互相转化、兼并，难以截然划分，故常互相通称，如痰饮、痰湿、水饮、水湿、湿痰等名。

【传承心得体会】

该患者突发急性发作性眩晕，结合舌脉，属脾虚生痰，痰浊中阻之象。辨证依据为：患者老年女性，年过半百，脏腑功能减退，加之平素敏感多思，偏嗜甜腻致使脾气虚弱，气血生化乏源，见面色无华，懒言少动；脾虚乏运，升降失司，中虚气滞，时作腹胀，朝宽暮急。《临证指南医案》言："湿为重浊有质之邪……从内而生者，皆由脾阳之不运。"脾主运化水湿，若脾气亏虚，运化水湿功能减退，津液在体内升降环流迟缓，不能正常转输布散，久则聚积而成湿浊。此如《存存斋医话稿》论痰时所载："痰属湿，为津液所化。盖行则为液，聚则为痰。"痰湿即成，随经四流，行至耳窍，蒙蔽清窍，平衡失司，发为眩晕；脾虚痰阻，升降失调，痰浊上涌，则见呕吐痰涎；痰阻中焦即食欲不振，进食减少；泛溢肌肤，形体肥胖；清浊不分，水湿下注肠道，则见大便溏薄。初诊患者眩晕剧烈，主方选半夏白术天麻汤，取急则治标之意，得燥湿化痰，息风定眩之功；次诊患者以头昏如裹为主诉，予香砂六君子汤加减以健脾祛湿，化痰开窍；三诊患者痰湿之邪渐除，予参苓白术散加减，益气健脾，理气活血。

二、耳眩晕别忘从肝脾论治

患者：徐某。性别：男。年龄：37岁。

初诊：2018 年 11 月 15 日。

主诉：反复发作眩晕伴耳鸣 2 年，加重 1 个月。

现病史：患者 2 年前无明显诱因出现眩晕，有天旋地转感，持续约 1 小时，伴有双耳耳鸣及听力下降，无意识丧失、头痛等症状，曾就诊于同仁医院，诊断为梅尼埃病，经系统治疗后，耳鸣及听力下降症状明显减轻，但眩晕症状改善不明显。近 1 年症状时有反复，1 个月前因情绪激动后眩晕及耳鸣症状加重，且发作次数增加，听力亦是波动性变化，遂来北京中医药大学东方医院耳鼻喉科门诊就诊。

刻下症：目前神志清楚，精神欠佳，眩晕，有天旋地转感，伴双耳耳鸣，呈高调嗡鸣音，听力可，时有恶心欲呕，饮食可，睡眠差，夜尿频，大便正常。

检查：神志清晰，精神欠佳，面色少华，步入诊室，舌淡苔白腻。言语清晰，未闻及特殊气味。脉弦滑。血压 128/72mmHg，脉搏 85 次 / 分。本院纯音测听（2018 年 11 月 15 日）示左耳频率为 125Hz、250Hz、500Hz、1000Hz、2000Hz、4000Hz、8000Hz，其对应的听力分别为 20dB HL、25dB HL、20dB HL、20dB HL、20dB HL、20dB HL、25dB HL；右耳频率为 125Hz、250Hz、500Hz、1000Hz、2000Hz、4000Hz、8000Hz，其对应的听力分别为 25dB HL、25dB HL、20dB HL、20dB HL、20dB HL、25dB HL、25dB HL。

西医诊断：梅尼埃病。

中医诊断：耳眩晕（风痰上扰兼肝郁脾虚）。

治法：祛风化痰，疏肝健脾。

方药：清半夏 9g，白术 10g，天麻 10g，茯苓 30g，柴胡 10g，香附 10g，川芎 10g，石菖蒲 10g，路路通 10g，远志 10g，丹参 20g，葛根 30g，川牛膝 10g，车前子 30g，党参 15g，炙甘草 6g。14 剂，水煎服，日 2 次。

二诊：2019 年 11 月 29 日。

患者诉服药后眩晕及耳鸣程度较前减轻，但吹凉风后眩晕加重。仍有恶心欲呕，睡眠差，夜尿频等症状，但较服药之前减轻，舌脉同前。

方药：清半夏 9g，白术 10g，天麻 10g，茯苓 30g，柴胡 10g，香附 10g，川芎 10g，石菖蒲 10g，路路通 10g，远志 10g，丹参 20g，葛根 30g，川牛膝 10g，车前子 30g，党参 15g，炙甘草 6g，桂枝 6g，苍术 10g。14 剂，水煎服，日 2 次。

三诊：2019 年 12 月 14 日。

患者诉服药后眩晕及耳鸣明显缓解，发作频次及程度均减轻，无恶心呕吐，睡眠尚可，较服药之前减轻，舌淡苔白，脉弦。

方药：清半夏 9g，白术 10g，天麻 10g，茯苓 30g，柴胡 10g，香附 10g，川芎 10g，石菖蒲 10g，路路通 10g，远志 10g，丹参 20g，葛根 30g，车前子 15g，党参 15g，炙甘草 6g，苍术 10g。14 剂，水煎服，日 2 次。

【师徒评案】

学生：刘老师，该患者如何辨证呢？

老师：患者眩晕伴耳鸣 2 年。结合舌脉，属风痰上扰兼肝郁脾虚。眩晕的发生与肝脾功能息息相关。正如《素问·六元正纪大论》中有"木郁之发，太虚埃昏……甚则耳鸣眩转"之言，因肝属木，喜条达而恶抑郁，当木气郁积到一定程度而发作时会发生眩晕；《素问·玉机真脏论》中"太过则令人喜怒，忽忽眩冒巅疾"提及木气过于旺盛时会致人善怒并上扰其清窍而发为眩；在《证治汇补·眩晕》中亦载有"脾为中州，升腾心肺之阳，堤防肝肾之阴。若劳役过度，汗多亡阳，元气下陷，清阳不升者，此眩晕出于中气不足也"之言，指出若脾胃虚弱，会致清阳不升不能濡养清窍进而发为眩晕。该患者工作于政府部门，平素工作繁忙，思虑过度，辨证为风痰上扰兼肝郁脾虚。

学生：治法上为什么以祛风化痰、疏肝健脾为主？

老师：眩晕治法多应祛风化痰，但该患者由于工作原因，常年郁郁不舒，思虑伤脾。故治疗上应加以疏肝健脾，予半夏白术天麻汤为主方，祛风化痰。天麻有平肝息风、通络止眩之功，半夏有燥湿化痰、降逆止呕之效，与天麻共为君药；白术、茯苓能益气健脾燥湿，以截生痰之源，共为臣药；甘草补气健脾的同时调和诸药。加用柴胡、香附等疏肝行气，党参、葛根等健脾之药以通调肝脾。

【传承心得体会】

该患者主症眩晕伴耳鸣。该症状在春秋战国时期，已有"掉眩""眩冒"等记载。历代医家对眩晕的论述颇丰，如在黄帝内经《素问·至真要大论》篇中有"诸风掉眩，皆属于肝"之言；王叔和的《脉经》中有"病先发于肝者，头目眩，胁痛支满"之论；张仲景在《金匮要略·痰饮咳嗽病脉证并治》云"心下有支饮，其人苦冒眩，泽泻汤主之"，首创"因痰致眩"；李杲在《兰室秘藏·头痛》中有"恶心呕吐，不食，痰唾稠粘，眼黑头旋，目不能开，如在风云中……即是脾胃气虚，痰浊上逆眩晕，主以半夏白术天麻汤"之言。肝主疏泄，脾主运化，肝脾功能失调致气血津液生化及运行异常，导致"瘀""痰"等病理产物的出现，可蒙蔽清窍而致眩，又因脾胃为后天之本，气血生化之源，气机升降之枢纽，若损则正气虚弱，清气不升，浊气不降，进而致眩；又责脾虚致气血生化乏源，气血两虚则清窍失养，运行无力出现瘀阻清窍进而致眩；另肾本有赖后天之滋养，脾胃后天不足则亦可致肾虚而眩。此患者眩晕伴耳鸣，听力可，恶心欲呕，舌淡苔白腻，脉弦滑，应以祛风化痰、疏肝健脾为法止眩。

纵观病史，四诊合参，辨证为风痰上扰兼肝郁脾虚。治疗应在辨证的同时兼顾体质，标本兼治。

三、耳眩晕应湿瘀并治

患者：吴某。性别：女。年龄：65 岁。

初诊：2020 年 7 月 16 日。

主诉：头晕伴双耳鸣 1 个月。

现病史：1个月前生气后出现头晕，伴有视物旋转，双侧耳鸣，耳鸣如蝉。与头部活动及体位变化无明显相关性，无头痛，无肢体活动不利，无意识障碍。曾于某三甲医院就诊，建议前庭功能检查，患者拒绝，1个月来上述症状反复发作。现为求诊治，遂来就诊。

刻下症：头晕，伴有视物旋转，双耳耳鸣，耳鸣如蝉。与头部活动及体位变化无明显相关，无头痛，无肢体活动不利，无意识障碍。纳可，无恶心呕吐，无腹胀。多梦易醒，情绪急躁，二便调。

检查：形体适中，面色少华，步入诊室。精神不振，思维迟缓。舌暗红，苔黄稍腻。语音模糊，语声低微。脉弦滑。血压 130/70mmHg，脉搏 82 次 / 分；前庭双温试验示左侧水平半规管功能减弱；Dix-Hallpike 试验示阴性。专科检查示耳郭形态正常，解剖标志清楚，两侧对称，外耳道通畅，见少量碎屑状耵聍，无脓痂异物，皮肤无损伤红肿，外耳道后上壁无塌陷，鼓膜半透明，形态正常，表面标志清晰，无内陷外突，无红肿，无穿孔。

西医诊断：左侧水平半规管功能减弱。

中医诊断：耳眩晕（肝郁脾虚，湿瘀内阻）。

治法：疏肝健脾，化湿祛瘀。

方药：柴胡 10g，合欢花 10g，路路通 10g，泽泻 15g，清半夏 9g，盐知母 10g，决明子 10g，生龙骨 30g（先煎），夏枯草 10g，葛根 30g，丹参 30g，合欢皮 10g，钩藤 15g（后下），天麻 10g，茯苓 20g，远志 10g，菊花 10g，白术 10g，栀子 10g，盐黄柏 10g，生牡蛎 30g（先煎），川芎 10g，白芷 10g。7 剂，水煎服，日 2 次。

二诊：2020 年 7 月 23 日。

患者诉头晕症状缓解，劳累后头晕加重。耳鸣已经基本消失。大便稍干。舌质暗红，舌苔薄黄稍腻，脉弦滑。

方药：葛根 30g，黄精 30g，丹参 30g，砂仁 6g（后下），升麻 6g，清半夏 9g，黄精 30g，远志 10g，玫瑰花 6g，夜交藤 15g，路路通 10g，生牡蛎 30g（先煎），盐知母 10g，合欢花 10g，天麻 10g，盐黄柏 10g，白术 10g，生龙骨 30g（先煎），茯苓 20g，泽泻 15g，合欢皮 10g。14 剂，水煎服，日 2 次。

三诊：2020 年 8 月 7 日。

药后头晕明显缓解，仍多梦。舌质暗红，舌苔黄略腻，脉弦滑。

方药：柴胡 10g，丹参 30g，白术 10g，玫瑰花 6g，合欢皮 10g，茯神 20g，泽泻 15g，天麻 10g，远志 10g，夜交藤 15g，路路通 10g，盐知母 10g，砂仁 6g（后下），盐黄柏 10g，莲子心 6g，生龙骨 30g（先煎），合欢花 10g，生牡蛎 30g（先煎），葛根 30g，升麻 6g，黄精 30g。14 剂，水煎服，日 2 次。

【师徒评案】

学生：何谓"耳眩晕"？

老师：眩晕是眩和晕两个症状的合称，眩即目眩，是眼花缭乱、视物乌黑不稳定之意。晕即头中运转不定。眩和晕兼见者称为眩晕。眩晕又称眩冒、冒眩、掉眩、颠眩、眩运、旋晕等。其中耳眩晕指由耳病引起的发作性、旋转性眩晕，属于中医学"眩晕"范畴。耳眩晕在西医学中包括梅尼埃病、良性阵发性位置性眩晕（BPPV）、前庭神经元炎、药物中毒性眩晕、迷路炎等。耳主听觉，又司平衡，若耳窍不利，可导致眩晕，典型症状有发作旋转性眩晕，站立不稳，如坐舟船，身体向一侧倾倒。眩晕时多伴有恶心呕吐，或见耳鸣耳聋。专科检查可见自发性水平性或旋转性眼球震颤，听力检查可为感音性听力下降，但外耳道及鼓膜检查多无异常表现。

学生：耳眩晕病因病机是什么？

老师：一为情志不遂，肝郁化火；二为肾阴亏虚，而水不涵木，阴不制阳，肝阳亢逆于上所致；三为脾胃受损，水湿内停，湿浊阻于体内，经络不通，而致瘀血内生。

学生：如何从肝郁脾虚，湿瘀内阻论治耳眩晕?

老师：治疗应疏肝清热，健脾祛湿，通络止眩，独创清肝止眩饮，主要组成是柴胡 10g，栀子 10g，夏枯草 10g，菊花 10g，川芎 10g，钩藤 10g，白芷 10g，决明子 10g，葛根 30g。临证可加减应用，兼有痰浊中阻者，加砂仁、木香、香橼、佛手，理气和胃；兼有脾虚气弱者，加党参、茯苓健脾利湿；兼有肾阴亏虚，头昏耳鸣，腰膝酸软，五心烦热者，加川牛膝、黄精、女贞子、旱莲草滋阴补肾，引热下行；兼有血瘀者，伴有头痛，夜甚，舌暗，加丹参、桃仁、红花活血化瘀。

【传承心得体会】

历代医家对眩晕病因病机认识各有侧重，涉及脏腑主要为肝、脾、肾。病性有虚有实，亦有虚实夹杂。虚证多因肾精亏虚，髓海不足，或因脾气亏虚，清气不升，清窍失养所致。实证或因肝阳上扰；或因痰浊中阻，蒙蔽清窍；或因寒水上泛蒙蔽清窍；或因外风引动肝风，上扰清窍。耳眩晕病因病机复杂多变，而治疗必求于本，既要整体辨证，又要抓住主要矛盾。患者年过八旬，气血衰败，五脏失调。脾失运化，水液内停，聚而为湿，阻滞气血，湿瘀互结，蕴于体内。辨证为肝郁脾虚，湿瘀内阻。治疗以疏肝健脾，化湿祛瘀为法，效果明显。

刘大新老师在临床上强调四诊合参，辨证论治。局部不适，是全身阴阳失调的外在表现，治病必求于本，所以治疗上还是应该先考虑整体，后考虑局部，体现了刘大新老师的整体观点。并且刘大新老师亦强调一人一证，因人制宜的观点。此立方体现刘大新老师提出的中医学习的本质，是学其"法"。刘大新老师说的"法"，不是狭义的诊法治法，而是"天–人–病"融会贯通之奥。中医将人体看成一个整体，以生理状态为平，有病即偏离了生理状态，病之变化不可胜数。

第四节 喉痹医案

一、喉痹宜从脾胃论治

患者：张某。性别：女。年龄：45 岁。

初诊：2020 年 11 月 15 日。

主诉：咽痛 2 年，加重 1 周。

现病史：2 年前进食辛辣刺激食物后出现咽痛，无发热。自服蓝芩口服液后咽痛缓解，此后咽痛反复发作，多于感寒、劳累、情绪不佳时加重。1周前劳累后咽痛加重，未服药，平素焦虑抑郁且情绪易波动。现为求诊治，遂来就诊。

既往史：甲状腺癌手术史。

刻下症：咽痛，时有咳嗽，畏寒。食后腹胀明显，矢气后腹胀减轻，大便经常黏腻不爽，日一行。纳食可。夜寐安。

检查：神志清晰，精神欠佳，面色少华，步入诊室，舌质淡暗，舌苔根部黄略腻。言语清晰，未闻及特殊气味。脉弦细。血压130/70mmHg，脉搏75次/分。咽后壁慢性充血，后壁可见少量淋巴滤泡增生；双侧扁桃体Ⅱ度肿大，表面无脓性分泌物。间接喉镜下可见会厌无红肿。

西医诊断：慢性咽炎。

中医诊断：喉痹（脾虚湿滞，咽喉不利）。

治法：健脾利湿，升清利咽。

方药：桔梗10g，白芍15g，枳壳10g，炙甘草10g，远志10g，苍术10g，薏苡仁30g，炒麦芽30g，砂仁10g（后下），木香10g，党参15g，茯苓20g，白术10g，姜半夏9g，佛手10g，香橼10g，升麻6g，红花10g。7剂，水煎服，日2次。

二诊：2020年11月23日。

患者诉药后，咽痛明显缓解，咳嗽完全缓解，胃脘部不适好转。轻微乏力。大便不爽。舌质淡暗，舌苔白稍腻，脉弦细。

方药：薏苡仁30g，佛手10g，香橼10g，炒麦芽30g，砂仁6g（后下），木香10g，党参15g，茯苓30g，桔梗10g，白芍15g，红花10g，夏枯草10g，白术15g，姜半夏9g，浙贝母10g，生甘草6g，远志10g，苍术10g，柴胡10g，郁金10g。14剂，水煎服，日2次。

三诊：2020年12月7日。

患者诉药后，咽痛基本消失，无咳嗽，食欲尚可。轻微乏力。大便稍黏。舌质淡暗，舌苔白，脉弦细。

方药：薏苡仁30g，佛手10g，香橼10g，炒麦芽30g，砂仁6g（后下），木香 10g，党参 15g，茯苓 30g，桔梗 10g，白芍 15g，红花 10g，白术 15g，浙贝母 10g，生甘草 6g，苍术 10g，柴胡 10g，郁金 10g。14 剂，水煎服，日 2 次。

【师徒评案】

学生：患者证属脾虚湿滞，咽喉不利？

老师：患者平素性情急躁且多焦虑，久则肝木旺盛乘克脾土，脾胃虚弱。脾虚生湿，阴浊结聚于咽喉，发为喉痹。脾与咽在生理、病理上联系密切，《灵枢·忧恚无言论》中有言："咽喉者，水谷之道也。"慢性咽炎，属中医慢喉痹范畴，为耳鼻咽喉科临床常见病，但切不可轻视之，要从多个方面进行考虑，整体分析，辨证论治，区分虚中夹实，实中夹虚，方可药到病除，效如桴鼓。

学生：脾胃虚弱之喉痹应如何治疗？

老师：当以调和脾胃为主要原则，根据四诊，该患者初诊予香砂六君子汤为基础，二诊以参苓白术散为基础。皆以健脾和胃，祛湿化痰为主，加升麻 6g，升举脾胃清阳之气；若咽痛日久加丹参、桃仁、红花，活血化瘀效果甚佳。

【传承心得体会】

慢性咽炎属于中医"喉痹"范畴，刘大新老师考证"古今喉痹之差异"，提出"虚证喉痹治从脾胃"学术观点，纠正了既往各专业书籍记载的错误论述；阐述《素问·阴阳别论》中"一阴一阳结，谓之喉痹"的含义，强调其中所述之阴阳有别于广义阴阳，此处是指阴阳脉象，对理解喉痹一证至关重要；深入研读考证，统一了近代、现代各医家和当代专家对急喉痹、慢喉痹的不同认识，并将其纳入行业标准及教科书中。

刘大新老师在多年临床研究的基础上，完善了喉痹从脾胃论治的观点。刘老总结概括了喉痹患者有脾胃虚弱者、痰热内生者、痰浊内盛者、血瘀者。他认为临床上，标实方面又可相兼为病，如湿瘀内阻、痰瘀内阻等。他独创健脾升清利咽汤，以达健脾和胃、升清利咽之功效，方药如下：党参 15g，白术 10g，茯苓 30g，炙甘草 6g，升麻 6g，桔梗 10g，砂仁 6g（后下），白芍15g，在此基础上，久病入络者加丹参，或桃仁、红花以活血化瘀；痰黏者可加贝母、香附、枳壳理气化痰，散结利咽；易恶心、呃逆者加半夏降逆止呕；纳差、腹胀者加佛手、香橼行气；便溏、苔腻者可加诃子、茯苓、薏苡仁健脾利湿止泻。

二、喉痹宜调和肝脾

患者：赵某。性别：女。年龄：51岁。

初诊：2018年10月20日。

主诉：咽痛反复发作2年。

现病史：患者2年前无明显诱因出现咽痛，为隐隐作痛，无吞咽痛。无发热。平素畏寒，下肢甚。无胸闷憋气。腹胀，矢气频，大便黏腻不爽，日一行。纳可，眠可。平素情绪不稳，抑郁，焦虑。多次自服养阴清热类中药，症状无缓解。现为求诊治，遂来就诊。

既往史：幽门螺杆菌（＋）。

刻下症：咽部隐隐作痛，咽干，少痰，无咳嗽。心烦焦虑，畏寒怕冷，腹胀，矢气频，大便黏腻不爽，日一行。纳可，眠可。

检查：面色少华，体态如常，步态平稳，神清合作。语音稍低。舌淡暗，苔根部黄腻。脉弦细。血压130/70mmHg，脉搏80次/分。咽后壁慢性充血，后壁可见少量淋巴滤泡增生；双侧扁桃体I度肿大，表面无脓性分泌物。间接喉镜下可见会厌无红肿。

西医诊断：慢性咽炎。

中医诊断：喉痹（肝郁脾虚，咽喉失养）。

治法：疏肝健脾，升清利咽。

方药：桔梗10g，白芍15g，香附10g，炙甘草10g，远志10g，柴胡10g，当归15g，牡丹皮15g，栀子10g，竹茹10g，炒麦芽30g，砂仁10g（后下），木香10g，党参15g，茯苓20g，白术10g，清半夏9g，桂枝6g。7剂，水煎服，日2次。

二诊：2018 年 10 月 30 日。

患者服药后咽部隐痛减轻，伴咽干无痰，无咳嗽。心情好转，稍怕冷，腹胀减轻，大便稍黏，日一行。纳可，眠可。舌淡暗，苔白，脉弦细。

方药：桔梗 10g，白芍 15g，香附 10g，炙甘草 10g，远志 10g，柴胡 10g，当归 15g，牡丹皮 15g，栀子 10g，炒麦芽 30g，砂仁 10g（后下），木香 10g，党参 15g，茯苓 20g，白术 10g，姜半夏 9g，桂枝 6g。7 剂，水煎服，日 2 次。

三诊：2018 年 11 月 8 日。

患者服药后咽部隐痛基本消失，余诸症缓解，大便成形，日一行。纳可，眠可。舌淡暗，苔白。脉弦细。

方药：桔梗 10g，白芍 15g，香附 10g，炙甘草 10g，柴胡 10g，当归 15g，牡丹皮 15g，栀子 10g，炒麦芽 30g，砂仁 10g（后下），木香 10g，党参 15g，茯苓 20g，白术 10g，姜半夏 9g，炙黄芪 15g，桂枝 6g。14 剂，水煎服，日 2 次。

【师徒评案】

学生：该患者辨证为"肝郁脾虚，咽喉失养"？

老师：患者咽痛为主诉。"咽喉者，水谷之道也。"正常的脾胃功能是咽喉维持正常生理功能的基础和保证，两者之间在生理功能上密不可分。脾胃气机升降正常，咽发挥正常的生理功能有赖于脾所运化的精微物质和津液的濡养。"脾为后天之本，气血津液生化之源"，脾主运化，脾气通过自身的生理功能的正常运转将饮食水谷转化为水谷精微，通过运化食物与运化水液两个方面的功能作用把水谷精微和津液转输到全身其他各个脏腑。患者脾胃运化水湿失职，气机阻滞，浊阴下降，可见腹胀，矢气频，大便黏腻不爽。清阳之气不能上濡咽喉，症见咽痛；患者平素焦虑抑郁，土虚木乘，肝气郁结，结合舌脉，中医诊断为喉痹，属于肝郁脾虚证。其病在肝脾，兼有湿瘀内阻。

学生：辨证为"肝郁脾虚，咽喉失养"，具体方药在临床运用中如何选择？

老师：脾胃乃后天之本，脾与胃经脉相通，其脉上行喉咙布于舌下，与咽喉关系密切。《素问·阴阳类论》云："一阴一阳代绝，此阴气至心，上下无常，出入不知，咽喉干燥，病在土脾。"脾主运化水谷津液以营养全身，若脾胃失常则不能输布津液，滋养咽喉，咽喉失养，而病喉痹。足太阴脾，喜燥恶湿，易被湿邪所伤。脾胃受损，水谷精微化生不足，津液不能上承于咽，咽部脉络失其濡养。情志不遂，气机不畅，以致气滞血瘀，清阳不达咽喉，咽喉失养，故本病虚实夹杂。纵观病史，细查表象，其病因源在肝脾。当下咽痛不适，应标本兼顾。现宜健脾利湿，升清利咽，开具"丹栀逍遥散合香砂六君子汤加味"治疗。

学生：一般来说治疗咽喉疾病多采用清热养阴之法，刘老师主要从疏肝健脾方面治疗，效果颇丰，说明咽喉疾病治疗不能光看局部，要从整体辨证治疗。

老师：中医看病讲究整体观念，审证求因，辨证论治，不可看病论治，现在临床医师，不看患者，只是针对疾病治疗，从而忽略患者个体差异、发病原因，疗效自然不好。比如现在诸多医师治疗咽炎患者一味重用清热解毒、滋阴之品，忽略患者体质、情志因素，有些患者舌体胖大，舌苔厚腻，没有阴虚之象，属脾虚湿盛，所以临床效果适得其反。此患者平素多思多虑，耗伤脾气，脾运失司，表现在局部为咽部不适。治以健脾升清为主，治病求本。今人和古人不同，生活环境不同，饮食结构不同，起居作息不同，情绪思维不同。所以"虚"，要从多个方面进行考虑，整体分析，辨证论治，区分虚中夹实，实中夹虚。治疗应因势调理，而不是仅"补益"。

【传承心得体会】

患者咽痛为主诉。"咽喉者，水谷之道也。"纵观病史，患者脾胃运化水湿失职，气机阻滞，浊阴下降，可见腹胀，矢气频，大便黏腻不爽。清阳之气不能上濡咽喉，症见咽痛；患者平素焦虑抑郁，土虚木乘，肝气郁结，结合舌脉，中医诊断为喉痹，属肝郁脾虚证。其病在肝脾，兼有湿瘀内阻。方中砂仁、木香、党参、茯苓、白术、姜半夏、炙甘草为香砂六君子汤的成分，具益气健脾、行气化湿之功；柴胡疏肝理气；桔梗宣肺化痰，引药上行；白芍、当归养阴柔肝；炒麦芽健脾消食和胃；远志安神定志；丹皮、栀子疏肝清热。诸药合用共奏健脾利湿，升清利咽之功。

刘老看病讲究整体观念，审证求因，辨证论治，他认为作为临床医师，要看患者，不可看病论治，否则会导致忽视患者个体差异，没有仔细鉴别发病原因，疗效自然不佳。当代咽炎患者较多舌体胖大，舌苔厚腻，没有阴虚之象，又兼肝郁不舒，属肝郁脾虚者居多，诸多医师治疗时却一味重用清热解毒、养阴生津之品，不顾患者体质、情志因素，所以临床效果适得其反。

第五节　暴聋医案

暴聋宜从肝论治

患者：刘某。性别：女。年龄：42 岁。

初诊：2019 年 7 月 16 日。

主诉：左耳突发听力下降 2 天。

现病史：2 天前劳累后出现左耳听力突然下降。曾于协和医院耳鼻喉科就诊，电测听检查结果示左耳全聋，右耳平均听阈 50dB HL，诊断为"左耳突发性耳聋"，给予静脉滴注金纳多、天麻素，肌内注射腺苷钴胺治疗 2 周后，复查双耳听力较前无明显变化。现为求诊治，遂来就诊。

刻下症：现左耳听力下降，左耳耳鸣如蝉，伴堵闷感，心情烦躁。晨起头晕。大便黏腻。近期眠欠安。平素工作繁忙，性情急躁。

检查：形体适中，面色少华，步入诊室。精神一般，舌暗淡，苔白略腻。语声低微。脉弦滑。血压 130/70mmHg，脉搏 82 次 / 分。耳郭形态正常，解剖标志清楚，两侧对称，外耳道通畅，鼓膜半透明，形态正常，表面标志清晰，无内陷外突，无红肿，无穿孔。

西医诊断：突发性耳聋。

中医诊断：暴聋（肝郁气滞，湿瘀内阻）。

治法：疏肝活血，化湿通窍。

方药：醋柴胡 10g，香附 10g，川芎 10g，远志 10g，川牛膝 10g，木瓜 30g，栀子 10g，生甘草 6g，钩藤 10g（后下），天麻 10g，姜半夏 9g，当归 15g，茯苓 20g，白术 10g，生姜 6g，路路通 10g，石菖蒲 10g，盐知母 10g，盐黄柏 10g，郁金 10g，白芍 15g，葛根 30g，丹参 30g。14 剂，水煎服，日 2 次。

二诊：2019 年 7 月 30 日。

患者自觉药后听力仍然无明显提高，自觉头昏减轻。夜寐差。舌质暗淡，有瘀斑，舌苔根部黄腻，脉弦滑。复查电测听：右耳 50-25-20-20-35-50dB HL；左耳 65-70-80-80-100-100dB HL。

方药：盐黄柏 10g，郁金 10g，白芍 15g，葛根 30g，丹参 30g，川牛膝 10g，木瓜 30g，栀子 10g，薏苡仁 30g，竹茹 10g，香附 10g，川芎 10g，远志 10g，路路通 10g，石菖蒲 10g，盐知母 10g，生甘草 6g，钩藤 10g（后下），天麻 10g，柴胡 10g，茯苓 20g，白术 10g，生姜 6g。14 剂，水煎服，日 2 次。

三诊：2019 年 8 月 15 日。

患者自觉听力有所提高，自觉头昏明显减轻。夜寐尚可。舌质暗淡，有瘀斑，舌苔白，脉弦滑。复查电测听：右耳：50-25-20-20-35-50dB HL；左耳：65-65-70-70-90-90dB HL。

方药：盐黄柏 10g，郁金 10g，白芍 15g，葛根 30g，丹参 30g，川牛膝 10g，栀子 10g，首乌藤 15g，香附 10g，川芎 10g，远志 10g，路路通 10g，石菖蒲 10g，盐知母 10g，生甘草 6g，天麻 10g，柴胡 10g，茯苓 20g，白术 10g。14 剂，水煎服，日 2 次。

随访：2 周后随访症状已明显好转。

【师徒评案】

学生：该患者证属"肝郁气滞，湿瘀内阻"？

老师：患者平素工作繁忙加之劳累导致性情急躁，进而出现头痛，失眠，舌暗淡，故知肝郁脾虚之象显著。甚至肝郁日久，郁积化火化瘀，可见舌苔黄腻。思虑伤脾，脾虚湿滞，湿瘀互结，阻滞耳窍，耳窍失养，而致耳聋耳鸣。故该患者证属"肝郁气滞，湿滞血瘀"，应疏肝理气，化湿逐瘀。

学生： 该患者治疗原则是恢复听力？

老师： 初诊时患者检查结果示左耳全聋，病情较重，且经输液治疗后无效，遂转求中医治疗。主要追求听力完全恢复不太现实，我们现在应辨证论治，以改善患者症状为主，过程中若患者听力提高当然最好，但首先要把患者耳鸣、失眠、情绪问题解决。所以总的治疗原则还是以疏肝活血，化湿通窍为主。你看患者用药1周后，症状明显好转。但复诊时患者仍舌暗，瘀斑，舌苔厚腻明显，加重化湿、活血通络之品，收效甚佳。

学生： 治疗上应该中医西医双管齐下吗？

老师： 临床治疗疾病无须门户之见，中医西医应并重，发挥各自优势，最终目的是治疗患者疾病。尤其是该患者属突发性耳聋，不应仅用中医药治疗，否则延误耳部血管的黄金急救时间。但是此例患者发病之初，如果能够配合中医中药及针灸理疗治疗，综合调理预后会更加理想。

【传承心得体会】

突发性耳聋是一种起病急骤、原因不明的耳聋，指突然发生的感音神经性听力损失，故又称突发性感音神经性耳聋。通常在数分钟、数小时或一天之内，患者听力下降至最低点，可伴有眩晕、耳鸣、恶心、呕吐、耳堵闷感。其病因可能包括：感染、肿瘤或瘤样病变、颅脑外伤及窗膜破裂、药物中毒、自身免疫反应、内耳供血障碍、先天性发育异常、精神心理因素等。中医称为"暴聋"，"暴聋"病名最早见于《素问·厥论》中，曰："少阳之厥则暴聋。"本病又称"卒聋"，《杂病源流犀烛》卷二十三说："卒聋，又名暴聋。"刘大新老师认为暴聋多为实证，为邪气壅实而致，且与情志因素密切相关。情绪激动，怒气伤肝，患者多为肝郁不舒，气郁化火。热邪搏结气血则生痰生瘀，实邪上犯耳窍，清窍郁闭，即见耳聋。刘老师临证多选用通气散联合加味逍遥散为主方加减治疗，以期达到行气活血，疏肝健脾，清肝通窍的目的。其中"通气散"包含柴胡、香附、川芎三味中药，出自清代名医王清任的《医林改错》。该书首次提出应用活血化瘀法来治疗耳聋。刘老强调，该三味中药均入肝经，理肝气，行气血，通经络，为治疗突聋之要药。

另外，刘老师认为暴聋治疗的关键是患病后立刻进行中西医互补的综合治疗，西医方面给予激素抗炎，改善耳部循环静脉输液的同时，配合中医药及针灸、耳尖刺络放血等治疗，以取得最佳疗效。

第二章　疑难案例

第一节　耳鸣医案

一、从肝郁脾虚角度论治耳鸣

患者：李某。性别：男。年龄：48岁。

初诊：2018年11月3日。

主诉：双耳耳鸣持续3个月。

现病史：患者平素工作较忙，压力较大。3个月前，患者着急生气后出现左右耳交替耳鸣，耳鸣如蝉，呈持续性，晨起较重，自觉逐渐加重，影响睡眠，遂来就诊。

刻下症：双耳蝉鸣，夜间明显，无听力下降，纳呆，眠差，便溏。舌质淡，苔薄白。脉弦细。

检查：血压130/70mmHg，脉搏78次/分。外耳无畸形，耳道通畅清洁，双鼓膜完整无充血内陷，标识清晰。纯音测听示左耳250Hz 25dB HL，500Hz 25dB HL，1000Hz 20dB HL，2000Hz 25dB HL，4000Hz 25dB HL，8000Hz 30dB HL；右耳250Hz 25dB HL，500Hz 25dB HL，1000Hz 20dB HL，2000Hz 25dB HL，4000Hz 30dB HL，8000Hz 30dB HL。

西医诊断：特发性耳鸣。

中医诊断：耳鸣病（肝郁脾虚）。

治法：疏肝健脾。

方药：柴胡 10g，白芍 15g，当归 10g，白术 10g，茯苓 20g，郁金 10g，香附 10g，远志 10g，黄精 20g，泽泻 20g，车前子 15g，葛根 30g，丹参 30g，合欢花 10g，合欢皮 10g，路路通 10g，石菖蒲 10g，甘草 6g。14 剂，水煎分两次服。

二诊：2018 年 11 月 18 日。

自觉双耳耳鸣明显减轻，饮食及睡眠改善，二便正常。舌质淡，苔薄白，脉弦细。

方药：柴胡 10g，白芍 15g，当归 10g，白术 10g，茯苓 20g，郁金 10g，香附 10g，远志 10g，黄精 20g，葛根 30g，丹参 30g，合欢花 10g，合欢皮 10g，路路通 10g，石菖蒲 10g，炙甘草 10g，党参 15g。14 剂，水煎分两次服。

随访：后随访患者，耳鸣明显减轻，已不影响其正常生活、睡眠。

【师徒评案】

学生：该患者为什么证属肝郁脾虚，而不是肾虚？

老师："肾开窍于耳"观点根深蒂固，至今甚至已成思维定式。追本溯源，《黄帝内经》对其病机的认识，除阐明耳鸣责之于肾外，也反复论述其与脾胃、与肝之间的关系，可见耳鸣病机不全责之于肾，与全身脏腑都有密切联系。

学生：为何现在多见肝郁脾虚患者，而肾虚患者不常见？

老师：今人脾虚者多——耳鸣耳聋不全责之于肾。不少中医学者根据"肾开窍于耳"的理论，将耳鸣耳聋归因于肾虚，甚至将耳鸣耳聋列为"肾虚"辨证指标之一。但刘老师经过大量临床实践后认为当代多数耳鸣耳聋患者并不一定能找到肾虚证候，即肾虚不是虚证耳鸣耳聋的唯一病因。由于世人一直认为耳鸣耳聋多与肾虚有关，很多人"闻虚而补"，尤其某些中医在看病过程中运用肾虚理论给患者解释病情，造成患者对虚证的误解，以为自己身体虚弱，于是大进补品，使得旧病未去又添新病。刘老师认为必须打破这个先入为主的观念，因当代人的虚与古人所说虚证已经发生了很大变化：

古人所言之虚多为虚弱，为物质不足所致；今人之虚多为某些人体功能出现了不均衡状态。刘老师常说，古人之所以强调肾虚致病，是因古人生活年代多为物质匮乏，营养缺失，所以多患以阴虚为主的疾病，表现出肾阴不足的症状和体征；而当代社会人们因环境、经济、饮食等因素改变，同时进食过多、运动过少，再加之易焦虑抑郁，故今人肝郁脾虚者居多，因此疾病病机也随之改变。

学生：耳鸣属于耳科难治病之一，该例患者疗效显著，刘老师治疗上有何诀窍？

老师：任何疾病都并不简单，在治疗方面也没有诀窍，但治病应注重"审病求因"，抓住疾病的主要矛盾，疾病之病因亦非现代医学之"客观病因"就能完全概括。生活状态、精神因素可能导致耳鸣不休；家庭关系也可能引起耳鸣。有形疾病来源于无形因素，无形因素决定和支配着有形疾病。人之所以得病，和人先天禀赋、性格、德行、精神因素，以及家庭环境、社会环境、社会地位等都有着密切联系。正如《素问·异法方宜论》所述："故圣人杂合以治，各得其所宜。故治所以异而病皆愈者，得病之情，知治之大体也。"万事万物皆藏病因，只有重视主观病因，全面了解患者综合情况，才能更准确把握患者患病之根本原因，在此基础上遣方用药，方可取得最佳疗效。

学生："疏肝健脾"是治法，具体在临床运用上选哪些方药呢？

老师：结合舌脉，患者若证属肝郁脾虚，治疗以疏肝健脾为主，方药可选逍遥散进行加减。方中柴胡、香附、郁金疏肝解郁，使肝气得以调达；当归甘辛苦温，养血和血；白芍酸苦微寒，养血敛阴，柔肝缓急。党参、白术、茯苓健脾祛湿，使运化有权，气血有源；合欢花、合欢皮、远志疏肝解郁，安神定志；路路通、葛根、丹参活血化瘀通络；黄精补脾益气；泽泻、车前子利水渗湿；炙甘草气血双补，调和诸药。

学生：刘老师，所以我们在临证中治疗耳鸣等疾病应"以患为师"，即抛弃固有思维模式，避免先入为主、主观臆断，勿为所学之一叶障目而不见证候之森林；更不可因所谓"门派"标新立异，特立独行，千篇一律。临证诊疗，应以患者具体情况作为指导治疗的标准，一切从患者实际体质、证候出发，谨遵中医辨证原则，充分考虑患者性格特点、居住环境、家庭关系、工作性质、精神因素等，具体问题具体分析，根据患者综合情况遣方用药。

老师：以患为师，并非标新立异，而是继承中医思维，掌握中医辨证论治体系，发挥最佳疗效的内在要求。以患为师是"三因制宜"的高度总结与深刻阐释。三因制宜包括因时制宜、因地制宜、因人制宜。整体观念是中医理论的基础，人与自然是统一整体，首先体现在四时气候变化对人体的影响上，即因时制宜。《素问·金匮真言论》云："春气者，病在头，夏气者，病在脏，秋气者，病在肩背，冬气者，病在四肢。故春善病鼽衄，仲夏善病胸胁，长夏善病洞泄寒中，秋善病风疟，冬善病痹厥。"《素问·阴阳离合论》云："故生因春，长因夏，收因秋，藏因冬。失常则天地四塞。阴阳之变，其在人者，亦数之可数。"《素问·六元正纪大论》云："用寒远寒，用凉远凉，用温远温，用热远热，食宜同法。有假者反常，反是者病，所谓时也。"充分考虑患者发病时的气候条件，把握人与自然的统一关系，结合患者体质状况，遣方用药，仔细斟酌寒热温凉，方能发挥最佳疗效。因时制宜还提示应充分认识、分析历史时期差异，不可泥古而一成不变地沿用古人观点。

【传承心得体会】

"肾开窍于耳"观点根深蒂固，至今甚至已成思维定式。追本溯源，《黄帝内经》对其病机的认识，除阐明耳鸣责之于肾外，也反复论述其与脾胃、与肝、与心、与肺的关系，如《素问·六元正纪大论》中有"此厥阴司天之政……民病泣出耳鸣掉眩""木郁之发……甚则耳鸣眩转""少阳所至为喉痹，耳鸣呕涌"；《素问·通评虚实论》中有"头痛耳鸣，九窍不利，肠胃之所生也"；《灵枢·经筋》中有"手太阳之筋……应耳中鸣痛引颔，目瞑良久乃得视"；《素问·五常政大论》中有"厥阴司天，风气下临，脾气上从，而土且隆，黄起，水乃眚，土用革，体重肌肉萎，食减口爽，风行太虚，云物摇动，目转耳鸣"；《素问·至真要大论》中有"厥阴之胜，耳鸣头眩，愦愦欲吐，胃鬲如寒，大风数举，倮虫不滋，胠胁气并，化而为热，小便黄赤，胃脘当心而痛，上支两胁，肠鸣飧泄，少腹痛，注下赤白，甚则呕吐，鬲咽不通"。其中"脾气上从""土用革，体重肌肉萎，食减口爽""愦愦欲吐，胃鬲如寒"等症状源于厥阴风木，亦与脾胃关系密切。所以该例患者耳鸣病因病机不在肾，而在肝脾失调。这才是疾病的主要矛盾。

脾为后天之本，气血生化之源，《素问·玉机真藏论》说："脾为孤脏，中央土以灌四傍……太过则令人四支不举，其不及则令人九窍不通，名曰重强。"故人体之五脏六腑、四肢百骸、头面空窍，无不承受精气于脾。从经络上看，足太阴脾之络脉入于耳中。脾主输布水谷精微，运化水湿，升举清阳。耳为清窍，得清气濡养方能维持正常功能。若脾胃功能失常，耳窍失养，可致耳鸣。肝为刚脏，主疏泄，喜调达，恶抑郁，《素问·五常政大论》云："厥阴司天，风气下临，……云物动摇，目转耳鸣。"肝气郁结，乘克脾土，脾失升清，耳窍失养发为耳鸣。该患者平素工作压力大，较劳累，劳则伤脾，土虚木乘，肝脾失和，出现耳鸣伴纳呆、便溏、失眠诸症，结合舌脉，证属肝郁脾虚，故该患者治疗以疏肝健脾为主。

刘老师临床接诊耳鸣耳聋患者中，最为常见病机为脾气不足，水谷精微不能上承。而导致疾病的原因多在于先天不足、劳倦思虑伤脾、肝郁脾虚、脾虚湿滞等，治疗多以调理中焦为主法，并随证论治。

在经络方面，除肾之外，耳与各个脏腑经络有着广泛联系，各脏腑、经络气血失调都可致耳鸣。《素问·脉解》云："所谓耳鸣者，阳气万物盛上而跃，故耳鸣也。"阴阳气机升降失常是耳鸣总病机，而导致"阳气上盛而越"之具体原因，因时代不同而有所偏重。古时物质匮乏，缺衣少食，故肾精不足是普遍现象。当今社会物质充裕，营养过剩而消耗代谢过少，饮食不节，久坐伤肉，肝气郁结则脾胃首当其冲。

老师强调，必须师古而不泥古，继承中医，在于继承其思维方法，即辨证论治，切不可教条模仿，生搬硬套，不能将耳鸣千篇一律从肾虚论治，因此在针对耳鸣的临床诊疗中，应以辨证论治为基本法则，四诊合参。医者须时刻谨记"以患为师"，遵古而不泥古，根据具体患者制定正确的辨证治疗方案。

"以患为师"是三因制宜的高度概括，以患者体质、证候为指导，综合考虑时代因素、气候特点、地域环境，以及患病自身主、客观综合因素，洞察真正病因，方可药到病除。切不可固执己见，先入为主，不仔细观察具体患者，想当然地用药，敷衍了事。正如孙思邈《大医精诚》所述："夫大医之体，欲得澄神内视，望之俨然，宽裕汪汪，不皎不昧。省病诊疾，至意深心，详察形候，纤毫勿失，处判针药，无得参差。虽曰病宜速救，要须临事不惑，唯当审谛覃思，不得于性命之上，率尔自逞俊快，邀射名誉，甚不仁矣！"

二、缓解耳鸣需解郁安神

患者：赵某。性别：女。年龄：33 岁。

初诊：2018 年 10 月 14 日。

主诉：双耳耳鸣持续 1 年。

现病史：患者平素工作繁忙，升职压力大。1 年前因与家人吵架生气后出现左右耳交替耳鸣，如蝉鸣声，按之不减，呈持续性，夜间较重，影响睡眠，现症状持续存在，为求缓解，遂来就诊。

刻下症：双耳持续性蝉鸣，白天不显，于忧思恼怒及夜间加重，平素心烦易怒，失眠，经前腹胀，舌暗，苔薄黄，脉弦细。

检查：血压 115/70mmHg，脉搏 75 次 / 分。耳郭形态正常，解剖标志清楚，两侧对称，外耳道通畅，见少量碎屑状耵聍，无脓痂异物，皮肤无损伤红肿，外耳道后上壁无塌陷，鼓膜半透明，形态正常，表面标志清晰，无内陷外突，无红肿，无穿孔。纯音测听示左耳 250Hz 20dB HL，500Hz 20dB HL，1000Hz 25 dB HL，2000Hz 20dB HL，4000Hz 25dB HL，8000Hz 30dB HL；右耳 250Hz 25dB HL，500Hz 20dB HL，1000Hz 20dB HL，2000Hz 25dB HL，4000Hz 25dB HL，8000Hz 30dB HL。

西医诊断：特发性耳鸣。

中医诊断：耳鸣病（心肝火旺，上扰心神）。

治法：清热疏肝，解郁安神。

方药：柴胡 10g，当归 15g，白芍 15g，茯苓 20g，白术 10g，牡丹皮 10g，栀子 10g，合欢花 6g，合欢皮 10g，玫瑰花 10g，远志 10g，女贞子 10g，墨旱莲 10g，酸枣仁 10g，甘草 6g。14 剂，水煎分两次服。

二诊：2018 年 10 月 30 日。

2 周后复诊，睡眠明显改善，仍有耳鸣，二便正常，舌暗，苔薄白，脉弦细。

方药：柴胡 10g，当归 15g，白芍 15g，茯苓 20g，白术 10g，合欢花 6g，玫瑰花 10g，女贞子 10g，墨旱莲 10g，酸枣仁 10g，生黄芪 30g，丹参 20g，党参 20g，知母 10g，甘草 6g。14 剂，水煎分两次服。继服 14 剂。

随访：后随访患者，耳鸣明显减轻，不影响其正常工作、睡眠。

【师徒评案】

学生：息鸣止眩药物多有安神之能，如酸枣仁、柏子仁、合欢皮、磁石、龙骨、珍珠等，可见心与耳窍之间存在诸多联系？

老师：心藏神，为五脏六腑之大主，《素问·灵兰秘典论》称心为"君主之官"，是主持血脉运行和周身脏器活动的核心器官。《类经》中有云："心总五脏六腑……耳之听，目之视，无不由乎心也。"心主血脉的功能正常，血脉和畅，经络通利，使气血得以循脉上注，灌于耳脉，耳受气血之濡养，则能听声辨位。心血不足，则血脉亏虚，血运减少，致耳脉不充，失于心血之濡养而耳鸣。犹正如《古今医统大全》谓："忧愁思虑则伤心，心虚血耗必致耳鸣耳聋。"思虑过度，劳伤心血，心血不足，神失守舍，则可致耳鸣。

学生：杨上善言"心气通于耳"，心病可致耳鸣的机制是什么？

老师：心气旺盛，耳受心气之温煦则耳之水窍不寒，听觉聪明，位觉平衡；心气不足，耳失温煦，寒水泛耳，则鸣聋眩晕。张志聪言："心气虚，故耳鸣颠疾。"且《济生方》载言："心气不平，上逆于耳，亦致聋聩、耳鸣、耳痛。"心阴不足，阴不制阳，心阳亢盛，虚火上炎，干扰耳窍，耳失静谧，而见耳中鸣响，夜间尤甚；心肾之间水火失衡，心肾不交，阴虚火旺，而见耳鸣。

古今医家谓"耳为心之别窍"由来已久。《素问·痿论》有"心主身之血脉",是指心有统领全身脉络和主持周身血液循环的作用。耳虽位于头面两侧,但周身阳经之脉,及阴阳经之络大都上行于耳,故《灵枢·口问》曰:"耳者,宗脉之所聚也。"耳得宗脉气血濡养,听神方能聪敏,由于周身脉络皆由心所主,故心与耳通过宗脉而互相连属。《素问·金匮真言论》说:"南方赤色,入通于心,开窍于耳。"心虽开窍于舌,而舌并非为窍,故有"心寄窍于耳"之说。故心神的调养对耳鸣的治疗具有重要意义,心神不安可致患者长期失眠多梦,耳鸣频频。调畅情志,改善睡眠情况是治疗耳鸣的关键,值得临床医生重视。

【传承心得体会】

刘老提出耳为清阳之窍,与肝脏关系密切。肝主疏泄,喜条达,恶抑郁,"疏泄"一词最早见于《素问·五常政大论》,意指木气调达,木得土制化而疏通。元·朱丹溪首次明确地提出"司疏泄者,肝也",之后明清医家在实践中逐渐丰富和发展这一理论,刘老认为肝主疏泄的内容包括:①疏通气血津液;②调畅精神情志;③促进脾胃消化;④调节男子排精与女子月经。肝主疏泄功能失常,可导致肝气郁结,乘克脾土,脾失升清,清窍失养,或气机不畅,气血郁滞,脉络瘀阻,耳失濡养而耳鸣;亦可气郁化火,上扰耳窍,导致耳鸣。该患者双耳持续性耳鸣1年,四诊合参,属肝火上扰之证。辨证依据为:患者长期忧思恼怒,睡眠不足,耗伤肝之阴血,使肝阳偏盛,故急躁易怒;猝遇急怒,肝气随经上逆,犯于耳窍,故突发耳内轰鸣;肝火扰则心烦易怒;阳气偏盛,阴血不足,阴阳不交,心神失守则失眠;肝郁气滞,血行不畅则见经前腹胀;肝之阴血不足,气机郁滞,血运不畅,可见舌暗,苔薄,脉弦细。治之以清热疏肝,解郁安神为主,方选加味逍遥散加减。此方以逍遥散加牡丹皮、栀子而成,方中以柴胡为君,疏肝解郁,以复肝用;臣以当归、白芍,养阴缓急以柔肝、补血活血以助柴胡疏肝解郁;白术、茯苓抑木扶土,使气血生化有源;丹皮、栀子清热除烦,活血散瘀;玫瑰花、合欢花、合欢皮解郁安神;女贞子、墨旱莲滋阴补肝;酸枣仁养心安神;远志宁心安神;甘草调和诸药。

第二节 鼻鼽医案

疏肝解郁治疗鼻鼽

患者：王某。性别：男。年龄：29 岁。

初诊：2020 年 8 月 20 日。

主诉：反复鼻塞 10 余年。

现病史：患者 10 年前因"鼻中隔偏曲"于北京 304 医院行鼻中隔偏曲矫正术，下鼻甲消融术，术后鼻中隔穿孔，鼻塞症状缓解。近期喷嚏频作，流清涕，咽部不适，痰多，头痛，鼻干，鼻痂多，遂来就诊。

刻下症：鼻塞，打喷嚏，流清涕，头痛，鼻干，咽部不适，频繁清嗓，无发热恶寒，无气促喘息、胸闷憋气。大便每日 2～3 行，纳可，眠可，情绪稍焦虑，舌暗苔白，脉弦细。

检查：血压 120/70mmHg，脉搏 80 次/分。鼻黏膜色淡，鼻腔可见清水样分泌物，鼻中隔穿孔，双侧下鼻甲肿胀，双侧中鼻道及嗅裂洁。

西医诊断：过敏性鼻炎。

中医诊断：鼻鼽（肺气虚弱，风寒袭肺，肝气郁结）。

治法：益气固表，散寒通窍，疏肝解郁。

方药：黄芪 30g，防风 10g，白术 10g，苍耳子 9g，白芷 10g，辛夷 6g，川芎 6g，甘草 6g，陈皮 10g，白芍 15g，桔梗 10g，北沙参 15g，醋柴胡 10g，郁金 10g，合欢花 6g，党参 15g，茯苓 20g。14 剂，水煎分两次服。

二诊：2020 年 9 月 5 日。

自觉鼻塞、喷嚏、流清涕明显减轻，轻微头疼。大便每日 2～3 行，纳可，眠可，焦虑情绪好转，舌暗苔白，脉弦细。

方药：黄芪 30g，防风 10g，白术 10g，苍耳子 9g，白芷 10g，辛夷 6g，川芎 6g，甘草 6g，陈皮 10g，白芍 15g，桔梗 10g，北沙参 15g，醋柴胡

10g，郁金 10g，合欢花 6g，党参 15g，茯苓 20g，玫瑰花 6g。14 剂，水煎分两次服。

随访：后随访患者，鼻塞、流涕、头痛明显好转，心情随症状好转而舒畅，嘱继服 7 日原方，随诊。

【师徒评案】

学生：刘老师，治疗过敏性鼻炎为什么要在益气固表、散寒通窍基础上加上疏肝行气的中药呢？

老师：人之所以生病，是与他的生活方式、精神状态、性格特点、居住环境、人际关系等密切相关的。我们治病，不能"只见病，不见人"，而应该在病因、诊断、治疗和预防保健等各个方面综合考虑各种因素的作用，重视心身关系。当今社会，多见欲望过而不达，情志不遂，或突然大悲、大喜、大怒、大忧等精神刺激，致使肝气失于疏泄条达，肝木乘克脾土或木郁化火、木火刑金，肺失宣降，水液输布失常，也可导致鼻鼽的发生。所以治疗中，单用祛风药不能解决根本问题，如果过度祛风则易伤及人体正气，所以治疗得重视扶正。以"玉屏风散 + 苍耳子散"为基础，扶正与驱邪并举。同时根据患者的身心状态，加入一些疏肝行气的药物，使得气机条畅，往往能获得较好的疗效。

学生：鼻鼽患者经常会问医生"过敏性鼻炎能根治吗"，您如何看待"根治"这个问题呢？

老师：医学发展至今，人类对于疾病斗争的经验不断地丰富，对很多疾病有了科学的认识。但是能够说"根治"的疾病却非常少。鼻鼽患者一般正气亏虚，在气候变化急骤之时，其身体机能不能适应这种变化，风邪就容易入侵，而流涕、打喷嚏是正邪相争的一种表现。部分老年患者流清涕、喷嚏减少，并非正气充足，而是正气虚弱，无力抗邪，所以症状反而减轻。为了减少鼻鼽的发作，增强正气是首位。在日常生活中，鼻鼽患者应当注重生活习惯的调整，远离过敏原，戴口罩或鼻内放入棉球或者涂抹红霉素软膏，避免鼻黏膜接触过敏原而发作。同时还应避免劳累、熬夜、着急生气，保证充足睡眠。正如《内经》所说："法于阴阳，和于术数，食饮有节，起居有常，不妄劳作……虚邪贼风，避之有时，恬淡虚无，真气从之，精神内守，病安从来。"

【传承心得体会】

肺主宣发肃降，外合皮毛，皮毛位于体表，是人体抵御外邪的屏障。皮毛由肺输布的卫气与津液所濡养。肺气虚弱，会引起卫外功能不足，卫表不固，腠理疏松。风寒之邪则易乘虚而入，肺受寒邪，肺气不得通调，鼻为肺窍，肺气不宣，鼻窍不利，而致鼻鼽。正如《灵枢·本神》所言："肺藏气，气舍魄，肺气虚则鼻塞不利少气，实则喘喝胸盈仰息。"《诸病源候论》卷二十九言："肺气通于鼻，其脏有冷，冷随气入乘于鼻，故使津液不能自收。"此外，肺与肝在生理病理上联系密切，肝主升发，肺主肃降，肺肝协调，则气机畅通。若肝经异常，循经上犯肺，致肺经功能受损，影响肺宣肃，津液疏布不畅，出现鼻塞、流涕等症状。

该患者治疗效果较好，是因为刘老善于抓住患者发病的主要矛盾，即主要病因病机，也就是注意到患者的情志问题。因其平素肺气虚弱，兼风寒袭肺，肝气不舒，使得鼻窍不利，出现鼻塞、流清涕、打喷嚏症状，结合舌脉，证属肺气虚弱，风寒袭肺，肝气郁结，治疗上以益气固表、散寒通窍、疏肝行气为主。所以真正认识把握"郁"这一病机关键，做出正确的判断，进行有效治疗，是获得良好疗效的根本。

刘老强调过，无论用什么方子，我们都不能按图索骥，也不能刻舟求剑，一定要根据患者的情况，实时地辨证，掌握病机，这样调整用药，才能达到非常好的效果。刘老云："沧海横流，日月斗转，境遇变迁，病证变化。"吾辈应效前辈之思，细辨病因，知晓病机，而非固守陈念，以执用药。今世道繁杂，人心不稳，止无定数。经曰"五常养五脏"，今五常不常，而致五脏不藏，神形无主，唯以金钱之使，欲望无穷，久欲不遂而成郁，郁而成疾。深究其因，欲而致郁者，或名或利，或情或爱，或家或世，或病或灾……此乃病因之本。《史记·货殖列传》云："天下熙熙，皆为利来，天下攘攘，皆为利往。"若取应得之利，心安神定；若取不义之利，心神不宁；欲取高官之权、富豪之利，岂能人人所得？不得而强欲往之，情志不遂，致肝失条达，疏泄不及，气机郁滞，情志抑郁而成病。强调医者在临床工作中须细审"无形病因"，重视患者生活状态、社会环境、工作性质、人际关系、性格类型、精神心理特点等各种无形因素对疾病的影响。不要单纯"看病"，要"看人"，这样才能准确把握病机，得到良好的治疗效果。

第三节　耳眩晕医案

祛风活血、疏肝理气治疗耳眩晕

患者：刘某。性别：男。年龄：42 岁。

初诊：2020 年 9 月 15 日。

主诉：左侧耳痛，左侧面瘫，眩晕伴左耳疱疹及听力下降 2 周。

现病史：2 周前吹风受凉后出现左侧耳痛，面痛，眩晕，左侧眼不能充分闭合、抬眉受限、口角下垂、额纹变浅，无肢体活动异常，后出现左耳疱疹及听力下降，就诊于同仁医院，诊断为耳带状疱疹，经系统治疗后听力恢复，但眩晕及面部状况改善不明显，遂就诊于本院耳鼻喉特需门诊。

刻下症：眩晕，左耳痛，面痛，流口水，闭眼露睛，大便日 1 次，纳呆眠差，情绪焦虑，舌暗苔白腻，脉弦。

检查：血压 120/70mmHg，脉搏 78 次 / 分。体型肥胖。左耳耳甲腔可见带状疱疹，左侧口角下垂、额纹及鼻唇沟变浅。纯音测听示双耳各频率听力 ≤ 25dB HL。

西医诊断：左耳 Hunt 综合征。

中医诊断：耳眩晕，面瘫，耳疱疹（风痰阻络、气滞血瘀）。

治法：祛风通络，活血化瘀，疏肝解郁。

方药：当归 15g，全蝎 6g，地龙 6g，蜈蚣 6g，车前子 30g，柴胡 10g，香附 10g，川芎 10g，石菖蒲 10g，路路通 10g，葛根 30g，丹参 20g，黄芪 20g，防风 10g，甘草 6g，钩藤 10g。14 剂，水煎分两次服。

二诊：2020 年 9 月 29 日。

自觉眩晕、左耳痛、面痛好转，仍轻度流口水、闭眼露睛，大便调畅，纳食尚可，眠欠安，情绪焦虑好转，舌暗苔白，脉弦。

方药：当归 15g，全蝎 6g，地龙 6g，车前子 30g，柴胡 10g，香附 10g，川芎 10g，石菖蒲 10g，路路通 10g，葛根 30g，丹参 20g，黄芪 20g，防风 10g，合欢花、皮各 10g，天麻 10g，甘草 6g。14 剂，水煎分两次服。

随访：2 周后随访患者，眩晕、耳痛及面痛基本消失，面瘫明显好转，睡眠及情绪有所改善，嘱继服 7 日原方，坚持针灸理疗，随诊。

【师徒评案】

学生：刘老师，之前观察发现您治疗眩晕用药平和，为什么这个患者的方药中加入了全蝎、蜈蚣等药物？

老师：在临床上，我确实不太用全蝎、蜈蚣、地龙等动物类药物。孙思邈在《备急千金要方》中言："自古名贤治病，多用生命以济危急，虽曰贱畜贵人，至于爱命，人畜一也。损彼益己，物情同患，况于人乎！夫杀生求生，去生更远。吾今此方所以不用生命药者，良由此也。"另外，从现代医学的角度来说，动物类药物中富含动物蛋白，相对于人体来说属于异体蛋白，即使不是直接通过静脉输注于体内，对于现代人的体质来说，在应用上亦应慎重。在具体用药方面，中医不是有什么症状就加用什么功效的药物，不是患者有肿瘤就加入一堆研究表明有抗癌作用的中药，而是应该辨证论治，找出疾病的主线。此患者除具有眩晕的症状外还兼有面瘫，治疗上应以祛风通络、行气活血为主，所以选用全蝎、蜈蚣等虫类药物。

学生：老师，咱们耳鼻喉科涉及的眩晕与其他科室是否有区别？

老师：从中医的角度来说，并没有本质的区别。其实在我们耳鼻喉科看的眩晕，大多属于耳源性眩晕，中医又称耳眩晕。关于眩晕的正式记载可以追溯到《黄帝内经》时期，而"耳眩晕"一词出现较晚，在近现代，只是把与耳部疾病相关的眩晕单拎出来而已。但其病因病机无外乎风火痰瘀虚等，只是在不同的历史时期可能各有侧重；治疗也同样遵循辨证论治。我出诊时，来找我看病的眩晕患者中也不都是耳眩晕，也有因为高血压、颈椎病等引起的，只要我们综合考虑各种因素，辨证论治就不会出错，就可以缓解患者眩晕的症状。

【传承心得体会】

该患者平素喜食肥甘，体型肥胖，伤及脾胃，脾为生痰之源，脾虚则痰生。风为阳邪，易袭阳位，头为诸阳之会。风邪挟痰侵袭于面部，阻塞经络，阻于面部可出现眼睑闭合受限、额纹消失、口角下垂等症状；阻于耳朵局部，可见耳痛、听力下降；另外，患者因为面容及眩晕情况，导致情志不畅，肝气郁结，肝主疏泄，可调畅气机，肝郁则气机不畅，肝郁脾虚，影响气血运行，进而导致气滞血瘀，使得症状进一步加重。结合舌脉，证属风痰阻络、气滞血瘀，治疗上以祛风通络，活血化瘀为主。同时刘老临证常常注重调整患者的情志、睡眠、饮食问题，结合患者纳呆、失眠、心烦焦虑等症状，故应在祛风通络、活血化瘀基础上佐以健脾益气、疏肝理气、解郁安神之品。

刘老认为，当今社会，病因病机藏于万事万物之中。人的性别、年龄、家庭、工作、地位等都会形成郁证。所以生活中方方面面皆有可能成为疾病的种子。医者应善于观察，深入分析思考，不要只关注疾病局部的症状表现，对病开药则难以把握疾病发生发展的根本原因。医生须注重无形之病因，知晓各地风土人情，了解季节地域对人的影响，同时深谙世间人情世故，须做到"上知天文，下晓地理，中傍人事"，方能洞悉患病根源，精准辨证，以求获得更好的疗效。

第四节　咳嗽医案

"五脏六腑皆令人咳，非独肺也"

患者：钱某。性别：女。年龄：59 岁。

初诊：2020 年 12 月 15 日。

主诉：咳嗽伴咽干、咽痒，咽痛反复发作 2 个月。

现病史：2个月前受凉后出现咽部干痒，咳嗽频作，夜间尤甚，咳作持续而难眠，痰黏难咯，伴轻微咽痛。西医予抗菌、抗过敏、化痰药无效，也曾服用清热解毒、养阴生津中药治疗约2个月未见好转，遂就诊于本院耳鼻喉特需门诊。

刻下症：面色苍白，体形消瘦，眉头紧锁，坐立不安。干咳不止，语速偏快，情绪急躁。咽痒、咽干、稍喘；睡眠差，大便稀溏，时有大便不能自已，须穿戴卫生护垫，平素稍畏寒，手足冷。舌暗淡，苔白腻，脉浮缓无力。

检查：血压130/70mmHg，脉搏75次/分。咽部慢性充血，扁桃体Ⅰ度肿大，无脓，后壁干燥。间接喉镜示会厌无红肿。

西医诊断：咳嗽，干燥性咽炎。

中医诊断：咳嗽，喉痹（风寒束肺，脾虚肝郁，卫表不固）。

治法：益气固表，宣肺止咳，温中健脾佐以疏肝安神。

方药：黄芪30g，白术10g，防风10g，桂枝10g，白芍15g，炙麻黄6g，干姜10g，细辛3g，清半夏9g，五味子6g，丹参30g，柴胡10g，郁金10g，玫瑰花6g，合欢花6g，合欢皮10g，桔梗10g，生甘草6g，7剂，水煎服，每日2次。

二诊：2020年12月22日。

服药5剂，咳嗽已愈大半，诸症较日前明显缓解，只夜间咽部干痒咳嗽，伴咽痛，睡眠状况亦有改善。舌暗淡，苔白腻，脉缓无力。

方药：黄芪30g，白术10g，防风10g，党参10g，柴胡10g，炙麻黄6g，干姜10g，茯苓30g，清半夏9g，五味子6g，丹参30g，生甘草6g，郁金10g，玫瑰花6g，合欢花6g，合欢皮10g，桔梗10g，远志10g，升麻6g，诃子10g。7剂，水煎服，每日2次。

三诊：2020年12月30日。

肺CT无异常，不适症状基本消失。舌淡苔白稍腻，脉缓。因其将至新加坡旅游，考虑当地湿度大，宜加重祛湿力度。

方药：黄芪30g，白术10g，诃子10g，茯苓30g，柴胡10g，炙麻黄6g，干姜10g，党参10g，清半夏9g，五味子6g，丹参30g，郁金10g，玫瑰花6g，合欢花6g，合欢皮10g，桔梗10g，生甘草6g，升麻6g，防风10g，远志10g，苍术10g，薏苡仁30g，车前子30g。7剂，水煎服，每日2次。

【师徒评案】

学生：刘老师，您接诊该患者时是怎样考虑的？

老师：余接诊之时，患者病已两月有余。干痒咳喘，眠差便溏。稍畏寒，手足冷，舌暗淡，苔白腻，脉浮缓无力。花甲女性，面白体瘦，面色焦虑，急躁不安，叙述详尽，知其思虑过重。咳致全家夜不能寐，而使家庭失和，更添肝气之郁。辨证为卫表不固，风寒束肺，须佐益气疏肝，解郁安神。以玉屏风、小青龙合逍遥散化裁，七剂而病去其半，十四剂而病瘥。

学生：患者曾接受抗感染及中草药治疗，为何效果均不明显？

老师：花甲女性，咽部干痒而疼，咳嗽频作，夜间尤甚，咳作持续而难眠，痰黏难咯。西医予抗菌、抗过敏、化痰等常规治疗，经月不愈。内科接诊，以风热咳痰论之，投以银翘桑菊之辈，清热解毒之品，佐以滋阴利咽，无一温中散寒、健脾益气之药。服药一月，不轻反重。岂不闻扶正以祛邪？况病逾一月，真为实热乎？视花甲之年而不见，置舌淡苔腻若罔闻，眼里有病，心中无人，岂不知"五脏六腑皆令人咳，非独肺也"？只识"炎症"，不辨虚实，自鸣科学，坐井观天。妄投苦寒，病未除而先伐其正，故饮药而病加，逢医而人废。

学生："五脏六腑皆令人咳，非独肺也"，意思指什么？

老师：《素问·咳论》云："五脏六腑皆令人咳，非独肺也。"意思是五脏六腑病变皆可导致咳嗽发生，不只归因于肺经病变，治疗咳嗽不应限于局部病变，一味应用养阴清热中药。五脏各在一定的时令受病而后传肺脏，如"乘春肝先受邪，乘夏心先受邪，乘秋肺先受邪，乘至阴脾先受邪，乘冬肾先受邪"，五脏受邪而后传肺致咳嗽。各脏咳又传胃、大肠、胆、小肠、膀胱、三焦。而六腑又可传五脏，以及脏象间横传，皆可导致咳。

【传承心得体会】

患者咳嗽2月有余，病程较长，平素畏寒肢冷，脾胃阳气不足为其本，受邪于冬令，风寒犯肺而致咳嗽。因其脾胃气虚，寒滞气机，升降失司，肺气不得宣降，邪气流连不散，故迁延不愈。脾胃为气之枢，脾虚日久，气机不畅，中气壅滞而木郁，使肝气不舒。观其言谈举止，可知其性格多焦虑、急躁，加之2个月咳嗽不愈，家人不胜其扰，家庭关系不融洽，进而加重肝气之郁，当佐以疏肝理气。故"风寒束肺为标，脾虚肝郁、卫表不固为本"是主证，应予益气固表、宣肺止咳、温中健脾，佐以疏肝安神，以玉屏风散、小青龙汤合逍遥散化裁。方中黄芪、白术、党参、茯苓健脾益气，运化有权，使得肺气得以濡养；防风祛风散寒；桔梗宣肺利咽；醋柴胡、郁金、合欢花疏肝解郁，使肝气得以调达；白芍疏肝、柔肝，散敛并举，活血而不伤正，疏肝开郁而不损肝阴。

余甚不解，中老年女性，面色苍白，体形消瘦，怎可不查其因，不辨其证，妄投大量苦寒清热之品？本因于寒，而复以寒伤其中气，是重加其疾，而望其病愈，何异于南辕北辙、缘木求鱼？

"五脏六腑皆令人咳，非独肺也"，指五脏六腑病变皆可导致咳嗽发生，不只归因于肺经病变，治疗咳嗽不应限于局部病变，一味应用养阴清热中药。《内经》中根据脏腑与咳嗽的病理关系分述了五脏咳与六腑咳的特点，五脏咳证，是指邪犯各脏经脉，使各脏经脉气血逆乱，并出现相应的咳证。《黄帝内经》提到肺咳："肺咳之状，咳而喘息有音，甚则唾血。"心咳："心咳之状，咳则心痛，喉中介介如梗状，甚则咽肿喉痹。"肝咳："肝咳之状，咳则两胁下痛，甚则不可以转，转则两胁下满。"脾咳："脾咳之状，咳则右胁下痛，阴阴引肩背，甚则不可以动，动则咳剧。"肾咳："肾咳之状，咳则腰背相引而痛，甚则咳涎。"六腑咳证："五脏之久咳，乃移于六腑。"胃咳："胃咳之状，咳而呕，呕甚则长虫出。"胆咳："胆咳之状，咳呕胆汁。"大肠咳："大肠咳状，咳而遗矢。"小肠咳："小肠咳状，咳而失气，气与咳俱失。"膀胱咳："膀胱咳状，咳而遗溺。"三焦咳："三焦咳状，咳而腹满，不欲饮食。"中医临证不可固守成规，应注意当今社会、环境变化对人身体及心理的影响；对待疾病不可墨守自己的固定思维模式，应顺应患者和疾病的发生发展的规律，辨证、立法、用药。

咳嗽是人体清除呼吸道内的分泌物或异物的保护性反射动作，但长期剧烈咳嗽可导致呼吸道出血及呼吸困难。从不同角度可以将咳嗽分成不同类型，以下是引发各类咳嗽的疾病或原因。

干咳少痰或刺激性咳嗽：急性或慢性咽炎及喉炎（常见）；急性支气管炎（常见）；气管异物（多见于儿童）；喉及肺部、支气管肿瘤（少见）；肺动脉高压及二尖瓣狭窄（有心血管病史）。咳嗽痰多：慢性支气管炎、支气管扩张（多见于老年）；肺炎（较常见）；肺脓肿（较少见）；空洞型肺结核（较少见）。

突发性咳嗽常由于吸入刺激性气体或异物、肿瘤压迫气管。反复发作性咳嗽多见于以咳嗽为主要表现的支气管哮喘。长期慢性咳嗽多见于慢性支气管炎、支气管扩张及肺结核。夜间咳嗽常见于左心衰竭和肺结核患者。

咳嗽伴声音嘶哑多为声带炎症，少见于喉部、肺部肿瘤。剧咳伴有吸气性喉鸣多是由于百日咳、会厌、喉部急性炎症导致喉水肿（小儿如犬吠样咳）或气管受压变窄。金属音咳嗽，多因纵隔、支气管肿瘤、主动脉瘤等直接压迫气管所致。咳嗽无力、声音低微见于严重肺气肿、声带麻痹等。

胃食管反流性疾病在进食后卧床时咳嗽加重。某些药物如部分降压药、阿司匹林等也可引起干咳，服用这类药物导致咳嗽的患者有长期用药史。心理性咳嗽是患者严重心理问题或自觉咽喉部患有疾病，有意清嗓子，又称为习惯性咳嗽、心因性咳嗽，小儿相对常见，表现为日间咳嗽，专注于某一事物及夜间休息时咳嗽消失，成人常伴随焦虑状态。

以上只是引发咳嗽的常见疾病，还有一些神经系统疾病、循环系统疾病、血液免疫疾病等，在疾病某个阶段患者也会表现出咳嗽。临床判断咳嗽原因还要配合其他辅助检查。关于中医对咳嗽的认识在《素问·咳论》篇第三十八中有论述："黄帝问曰：肺之令人咳，何也？岐伯对曰：五脏六腑皆令人咳，非独肺也。帝曰：愿闻其状？岐伯曰：皮毛者肺之合也。皮毛先受邪气，邪气以从其合也。其寒饮食入胃，从肺脉上至于肺，则肺寒，肺寒则外内合邪，因而客之，则为肺咳。五脏各以其时受病，非其时各传以与之。人与天地相参，故五脏各以治时，感于寒则受病，微则为咳，甚者为泄为痛。

乘秋则肺先受邪，乘春则肝先受之，乘夏则心先受之，乘至阴则脾先受之，乘冬则肾先受之。"故临证应仔细洞察患者病因，综合辨证，在明确诊断前提下，中医治疗咳嗽有独特优势和良好效果。

第五节　咽异感症医案

不是所有咽异物感症都是梅核气

患者：黎某。性别：男。年龄：26 岁。

初诊： 2020 年 12 月 23 日。

主诉：咽异物感反复发作 1 年余。

现病史：患者 1 年前无明显诱因出现咽部异物感，自觉有痰不能咳出，咽痒，时有咳嗽，少痰，无咽干咽痛。此次为求中药治疗来诊。

刻下症：咽痒，偶咳嗽，少痰，无咽痛咽干，无发热畏寒，晨起声嘶，纳呆，胃脘胀闷，眠可，二便调。舌暗淡苔白稍腻，脉弦细。

检查：血压 120/70mmHg，脉搏 78 次 / 分。鼻黏膜慢性充血，下鼻甲不大，中鼻道无脓；咽部稍充血，扁桃体 I 度肿大。双耳外耳道畅，鼓膜完整，标志清，无充血及液平。

西医诊断：咽异感症，慢性咽炎。

中医诊断：喉痹（脾虚湿滞）。

治法：理气健脾，化痰利咽。

方药：炒麦芽 30g，木香 10g，砂仁 10g，党参 15g，茯苓 30g，白术 10g，姜半夏 9g，枳壳 10g，厚朴 10g，竹茹 10g，干姜 10g，桔梗 10g。7 剂，水煎服，日 1 剂，早晚餐后 1 小时服。

二诊： 2020 年 12 月 30 日。

患者诉药后咽异物感及咳嗽症状明显缓解，语多加重。胃脘部不适好转。纳食可，二便调畅。舌淡，苔白，脉弦细。

53

方药：炒麦芽 30g，木香 10g，砂仁 10g，党参 15g，茯苓 30g，白术10g，姜半夏 9g，枳壳 10g，厚朴 10g，干姜 6g，陈皮 10g，桔梗 10g。7 剂，水煎服，日 1 剂，早晚餐后 1 小时服。

三诊：2021 年 1 月 7 日。

患者诉药后咽异物感及咳嗽症状基本消失，语多明显。无胃胀不适。纳食可，二便调畅。舌淡，苔白，脉弦细。嘱忌食生冷油腻之品，注意休息，规律作息，保持心情舒畅，不适随诊。

【师徒评案】

学生：该患者主诉为"咽异物感"，是否咽异物感等同于中医所说的梅核气？

老师：不是所有咽异物感都是梅核气。梅核气在古代文献中仅有症状描述，不可认为所有伴有相关症状者均为梅核气，应更具体系统分类、诊断，并对各系统出现的相关症状全面观察，包括中医、西医两方面。咽部异物感与近端器官、远端脏腑、多种急慢性疾病都有紧密联系，若一概与情志而论，难免贻误病情。梅核气，又名梅核、梅核风、回食丹等，以咽喉异物感如梅核梗阻，咯之不出，咽之不下，时发时止为特征，并且要排除咽喉及邻近器官病变，多发于中年女性。《金匮要略·妇人杂病脉证并治》"妇人咽中如有炙脔"为最早的描述。梅核气病名始见于明代《赤水玄珠》卷三："生生子曰：梅核气者，喉中介介如梗状。又曰：痰结块在喉间，吐之不出，咽之不下者是也。"《金匮要略》曰："妇人咽中如有炙脔，半夏厚朴汤主之。"宋《仁斋直指方》指出："梅核气者，窒碍于咽喉之间，咯之不出，咽之不下，如梅核之状者是也……始因惠怒太过，积热蕴隆，乃成历痰郁结，致有斯疾耳。"梅核气发病前，多有较明显的情志因素，七情郁结，肝失条达，气机不和；或平素脾胃虚弱，饮食不节，损伤脾胃，脾运失健，水湿内停，聚湿生痰。如此土壅木郁，痰气交阻于咽喉而发病。其总的病机是肝郁，脾虚，痰凝。在临床上多见一些虚实寒热夹杂之表现，如痰气郁结日久可化热，必伤及阴血；肝气郁结血行不畅亦可兼瘀血。

学生：临床上治疗咽异感症有何误区？

老师：我们就说咽部异物感，是咽部最常见的一个症状，很多科室的疾病都可能造成咽部异物感。而我们在治疗上经常有一个什么误区呢，就是一谈到咽部异物感，就把它叫梅核气，但是从我们专科角度来讲，还要分析咽部异物感所形成的原因。咽部异物感是很多疾病的症状或局部反应，常表现为咽部紧缩感、贴叶感、虫爬状、吞咽阻挡感。医生必须认真对待患者的主诉，并进行全面而仔细的检查，包括 X 线、CT、内镜、必要的化验或病理检查，有时需请有关科室会诊，以排除内科、外科、骨科及神经精神科疾患。故对咽部异物感者不应轻易下一个"梅核气"的诊断。局部病因仍为咽异感症最主要的发病原因，但全身病因也占较大比例，临床医师对局部病因往往比较重视，只要局部认真检查，对一些少见的局部疾病，如茎突过长综合征、环后癌，一般不致漏诊。另外，局部病因中应注意甲状腺疾病与咽异物感之间的关系。

学生：梅核气是我们现在所说的纯精神因素、心理因素所导致的咽部异物感。而咽部异物感的主要原因还是脾胃功能失调？

老师：对的。《金匮要略》里边说："妇人咽中如有炙脔……"意思是妇人自觉咽中有物阻塞，咯之不出，咽之不下。他为什么当时单指妇人？古人指的妇人多是结婚之后的女性对吧。那么古人是一种什么生活状态？古代的女性都有工作吗？一般都没有工作，可以说通常都是家庭妇女，所以她接触的面很少，她与社会、与周围的人接触得都很少，经常在一个狭窄的空间待着，她肯定心情就不好，就比较郁闷。所以他特指妇人咽中如有炙脔，嗓子像堵了一块东西一样，吐也吐不出来，咽也咽不下去。中医所说的梅核气，是我们现在所说的纯精神因素、心理因素所导致的咽部异物感，而咽部异物感的原因太多了，刚才你说消化系统，这是最主要的，最常见的——反流——尤其人在平躺体位的时候，由于反流的刺激，咽部异物感可能更厉害。还有呢，长期便秘的人也会有咽部异物感。治疗上你只要让他大便通畅了，他咽部异物感就消失了，因为他腹气不通。脾主升，胃主降，我们说咽喉正常靠脾的升清功能，来使得津液濡养于咽部。他脾升清的功能不好，也就是脾虚，胃降的功能也不好，大便又便不下来，所以中间他就发堵，他不光发堵，有可能还有肚子胀、嗳气、反酸。所以我们在治疗咽部异物感的时候，也一定要仔细地分析，除了局部的检查，还要询问病史，看他是具体哪些原因，最终才能确定我们用什么样的治疗方式，而不是简单的所谓"慢性咽炎"或者"梅核气"。

【传承心得体会】

咽与脾胃关系密切，《灵枢·忧恚无言论》曰："咽喉者，水谷之道也。"咽属胃系，脾与胃互为表里，脾主运化水谷精微，化生气血，濡养咽喉，故脾的正常运行有助于维持咽喉正常的生理功能。患者平素思虑劳累过度，而伤脾胃，致脾胃虚弱，清阳不升，咽失温养；或脾虚湿浊不化，痰湿内生则浊邪瘀滞清道而发病。针对该患者以香砂六君子汤为主方进行加减治疗，旨在注重局部与脏腑的关系辨证施治，固本治标，标本兼顾，方能奏效。故该患者证属脾虚湿滞证，治疗以理气健脾、化痰利咽为主，方用香砂六君子汤加减。

患者平素工作繁忙，劳倦伤脾，脾虚生湿，湿浊内蕴，是基本病机。脾不升清，难以上养于喉，故咽部异物感，治以理气健脾，化湿利咽。利咽是局部治疗，而治疗本质在于健脾利湿，方药以健脾益气、化痰利湿为主，利咽药只选用了桔梗，临床疗效明显。

刘老根据患者病情及个体四诊差异，治疗重点不同，体现了整体观及因人施治的原则。所以治疗咽部疾病不能只看局部，一味应用清热解毒养阴之品治疗，还要注重整体分析，综合论治才能有好的临床疗效。除了调理脏腑功能外，还应重视社会心理因素在疾病发展过程中所起的作用，关注患者的职业、工作环境、阶层地位、家庭关系等，综合分析患者的致病因素，四诊合参，仔细辨证，深入分析，方可取得良效。

由全身系统性疾病所引起的咽异物感者易被混淆，尤其是和慢性咽炎并存时，临床上往往仅单纯治疗慢性咽炎而忽略了全身病因。有时局部咽喉炎为全身病因的一个局部表现。有研究显示，在全身性病因中最多见的是消化系统疾病，其中胃食管反流性疾病又在消化系统疾病中占最多。另外需注意颈椎病引起的咽异物感，这种情况多见于中老年人，有长期伏案工作史，颈部活动受限或发僵，伴上肢放射痛及麻木感，部分患者伴咽干或吞咽阻挡感。这类患者经骨外科协助诊治后，咽异物感可较好地改善。故对中老年患者可行颈椎 X 片检查以排除颈椎病所致咽易感症。故梅核气可以出现咽异物感症状，但不是所有咽异物感都属于梅核气。西医方面应明确病因；中医治疗方面应明确病位、病机，论证而治。除了局部治疗外，需顾护整体调节。另外，对神经衰弱、恐癌及多焦患者，医生应给予极大的耐心和热情关怀，除进行必要的检查和化验外，心理治疗相当重要。

刘老认为，不是所有咽异感症都属于梅核气，也就是说治疗本症应对局部疾病、全身疾病和心理因素所致的咽部异物感仔细鉴别，尤其少数急重症如会厌炎、下咽脓肿、心肌梗死、喉部肿瘤等引起的咽部异物感。引起咽部异物感的局部疾病主要包括咽邻近器官的疾病和远处器官的疾病，包括消化道疾病、心血管系统疾病、肺部疾病、膈疝、屈光不正等；全身因素如贫血、自主神经功能失调、风湿病、痛风、重症肌无力、甲状腺功能减退等；精神因素和功能性疾病，主要由大脑功能失调引起，常伴有焦虑、急躁和紧张等情绪，某些神经官能症和精神病如各种抑郁症、心因性反应症、症状性精神病、周期性精神病、产后精神障碍等。

咽异感症是临床常见症状，具体原因是咽部神经分布极为丰富，咽后壁内的咽丛分布有大量的感觉和运动神经，含有迷走、舌咽、副神经颅根和颈交感神经的分支。此外，尚有三叉神经第二支司喉咽、扁桃体区及软腭的感觉，舌咽神经分支直接分布于扁桃体下极及舌根，故咽部感觉非常灵敏，部分全身器官疾病，可通过神经反射和传导，使咽部发生异常感觉，因此咽异感症的产生机制较为复杂。而梅核气主要是由精神因素所致，应将其与局部或全身疾病所致的咽部异物感仔细区别。

第六节　耳聋医案

一、重视疾病之"客观病因"与患病之"主观病因"

患者：王某。性别：女。年龄：63 岁。

初诊：2018 年 2 月 26 日。

主诉：右耳听力下降伴耳鸣、眩晕 1 小时。

现病史：1 小时前，因与家人口角，心情不舒，突然发病，视物旋转，耳鸣如蝉。3 个月前曾在夫妻口角后右耳听力突然下降伴耳鸣、眩晕、恶心呕吐，视物旋转，神志清楚，不能行走，且程度较此次严重，伴有两胁胀满，懊侬烦闷，少寐多梦。随即到急诊就诊，经输液等治疗 12 小时后眩晕缓解，听力无改善。3 个月来每遇情志不遂而眩晕，平均每月发作 2 次，每次持续数小时，经治疗 1 天左右逐渐缓解。平素食饮不思，口淡不渴，大便溏软，小便如常。

既往史：有冠心病、陈旧性脑梗病史。

刻下症：体态清瘦，动作迟缓，搀扶行走，精神不振，神清合作，恶心时作；面色淡暗，目光怨恨，神态疲乏，爪发无华；语音低微，乏力懒言，呼吸略重，偶有嗳气欲呕。舌质暗有齿痕、舌苔白微腻。左脉弦细，关脉略强，右脉细弱，关尺尤甚，两脉小数。

检查：血压 120/70mmHg，脉搏 100 次 / 分。观其双耳及鼓膜外观无异常。纯音测听右耳全聋，左耳平均 25dB HL；声导抗双侧 A 型。一周后眩晕缓解，前庭功能检查示右侧水平半规管功能减弱。

西医诊断：突发性耳聋，耳鸣，眩晕。

中医诊断：耳聋，耳鸣病，耳眩晕（脾虚肝郁，血虚不荣，清窍失养）。

治法：健脾疏肝，养血活血，祛风通窍。

方药：党参 15g，茯苓 20g，白术 10g，炙甘草 6g，柴胡 10g，香附

10g，川芎 10g，郁金 10g，玫瑰花 6g，白芍 15g，当归 15g，丹参 20g，钩藤 10g，夏枯草 10g，石菖蒲 10g，远志 10g，路路通 10g。14 剂，水煎服，每日 2 次。

二诊：2018 年 3 月 10 日。

患者药后望其精神稍振，神清合作，恶心减轻；面色淡，目光有神；闻其语音稍低，轻度乏力，呼吸略重。舌质暗有齿痕、舌苔白。左脉弦细，关脉略强，右脉细弱，关尺尤甚，两脉小数。

方药：党参 15g，茯苓 20g，白术 10g，炙甘草 6g，柴胡 10g，香附 10g，川芎 10g，郁金 10g，玫瑰花 6g，白芍 15g，当归 15g，丹参 20g，钩藤 10g，天麻 10g，石菖蒲 10g，远志 10g，路路通 10g。14 剂，水煎服，每日 2 次。

三诊：2018 年 3 月 25 日。

患者药后望其精神好转，神清合作，恶心消失；面色淡，目光有神；闻其语音稍低，稍乏力，轻度耳鸣，无眩晕。舌质暗有齿痕、舌苔白。左脉弦细，关脉略强，右脉细弱，两脉小数。

方药：党参 15g，茯苓 20g，白术 10g，炙甘草 6g，柴胡 10g，香附 10g，川芎 10g，郁金 10g，玫瑰花 6g，白芍 15g，当归 15g，丹参 20g，黄精 20g，天麻 10g，石菖蒲 10g，远志 10g，路路通 10g。14 剂，水煎服，每日 2 次。

嘱患者保持心情舒畅，清淡饮食，适当活动，不适随诊。

【师徒评案】

学生：您认为该患者主要发病原因是什么？

老师：患者耳鸣、眩晕。纵观病史，首次发病因情志不遂，历次发作皆与情志相关，此次发病又因与家人口角。望诊可见目光怨恨，闻诊可见嗳气欲呕。年过六旬，身体瘦弱，乏力懒言，语音低微，右脉细弱，关尺尤甚，乃脾肾两虚，其饮食不思，大便溏软，皆因脾虚为甚，以致气血具欠。脾气一虚，升降失职，宗脉气缓，脉有所竭，正如经云："耳者，宗脉之所聚也，故胃中空则宗脉虚，虚则下溜，脉有所竭者，故耳鸣。"脾土不足，木失所养，制阳乏力，肝阳浮越，上扰清窍，所见视物旋转，耳鸣耳聋，少寐多梦，胁胀头痛，所见左脉弦细，关脉略强。

学生： 该患者辨证为"脾虚肝郁，血虚不荣，清窍失养"？

老师： 经曰："诸风掉眩，皆属于肝。"又云："上气不足，脑为之不满，耳为之苦鸣，头为之苦倾，目为之眩。"此亦将土、木关系辨而述之，然病久之因尚不仅于此。患病初始，时值冬日，寒凝收引，气血不畅，经脉阻滞，血脉失畅，清窍失荣。当下时逢初春，肝木生发，肝应春气，性喜条达。情志不遂，气机不畅，以致气滞血瘀，清阳不达耳窍，清窍闭塞，髓海失养，故发眩晕耳鸣。耳鸣者，有实有虚，眩晕者，虚实夹杂。纵观病史，细查表象，其病因源在肝脾，郁而成疾。当下眩晕不解，先治其标，症缓之后，再重固本。现宜健脾疏肝，养血活血，祛风通窍，开具"四君子汤合通气散加味"。

学生： 刘老师，怎样才能做到综合全面找出患者的发病因素？

老师： 要综合考虑患者出生年代、生活地区，当时该地区自然环境、经济状况、民众生活与体质关系，分析患者身体及精神状况及发病基础，最终做出辨证及施治。全面考虑、综合施治在一定程度上减少了误诊误判的可能，挖掘病因也是破除疾病的根本。

学生： 刘老师，辨证是确定治疗方法的前提，怎样做到精准辨证？

老师： 患者居住、工作在北京 40 年，这 40 年北京社会变迁、个人工作变化对其身体、心理的影响需考虑在内；通过观察患者家属行为判断其家庭关系；与患者问诊时判断其性格类型、经济状况、社会地位、生活习惯、兴趣爱好、有无不良嗜好等。结合上述信息分析患者身体、精神状况及发病基础；患者既往有冠心病、脑梗病史，与此次发病是否关联；发病节气、体质、性格与疾病有何关系。最终做出此次发病的辨证施治。在临床上，对每位患者要详尽询问，仔细观察，缜密思考，综合望、闻、问、切、查、思、析、辨，尤其对于久病久治不愈患者，有时可能病因存在于蛛丝马迹之中，一旦马虎"辨"不得要领，一经发现便"钥"到病除。

学生：不论中医或是现代医学，对此类"无形"病因（即"主观病因"）的认识与重视还远远不够。那么，现代医学之病因、病理，中医之病机、证型，都是人在患病后的变化与表现，是"现象"，而人患病的根源在于其禀赋、德行、情志等"无形"因素对吗？

老师：没错，病因分为客观病因和主观病因，客观病因是疾病产生的直接致病因素及病理变化，包括症状、体征等，通常也是临床诊断的治疗依据；主观病因是疾病的产生根源，包括禀赋、德行、情志、好恶、天时、地利等。具体对"两因学说"的学术观点加以总结和归纳，主要包括七情内伤、欲与郁、性格与德行、先天禀赋与体质因素、万事万物皆藏病因5个方面。

学生：您如何理解的"万事万物皆藏病因"？

老师：《素问·移精变气论》载："岐伯曰：治之极于一。黄帝曰：何谓一？岐伯曰：一者因问而得之。帝曰：奈何？岐伯曰：闭户塞牖，系之病者，数问其情，以从其意，得神者昌，失神者亡。"因"问"而得之，"数问其情"的目的在于全面把握患者患病的原因。人是极其复杂的综合体，万事万物都包含着病因，其与疾病背后有千丝万缕的联系。辩证唯物主义认为，没有绝对的偶然，所有偶然性都包含着必然性。人生病绝非偶然，从哲学角度分析，疾病是"果"，而"果"的形成经历了"籽"发芽、生长、成蕾、开花等一系列过程，环环相扣，任何一环偏差，都可能影响结果。人之患病亦然，其根源包括先天禀赋、性别、年龄、体质状况、生活习惯、居住环境、地域方位及风俗、饮食偏嗜、家庭关系、工作性质、社会地位、性格特点、精神状态，包括世界观、价值观、人生观等，这一切看似无形的因素，决定着人在某一时期内的体质状况及精神状态，是患病之根本原因。

【传承心得体会】

方中党参、茯苓、白术、炙甘草为四君子汤组成成分，共作益气健脾之功；柴胡、香附、川芎组成通气散，行气活血；佐以白芍、当归养血柔肝；郁金、玫瑰花疏肝解郁；钩藤、夏枯草入肝经清肝热，兼息风止晕；石菖蒲、远志、路路通、丹参合用，行气活血、化湿通窍。

现代医学之病因、病理，中医之病机、证型，都是人在患病后的变化与表现，是"现象"，而人患病的根源在于其禀赋、德行、情志等"无形"因素。在临证分析中除了对可见病因（客观病因）进行仔细分析，还要进一步深入分析无形病因（主观病因），找出发病的根本原因，在此基础上遣方用药才能取得最佳疗效。

先天禀赋与体质因素禀赋指人所具有的智力、体魄、性格、能力等素质或者天赋。人体的禀赋主要受两方面的影响，一方面是以先天遗传为基础，另一方面是受母亲胎孕期间内外环境各种因素的影响，不仅与先天形成有关，同样受后天环境的影响。与临床预防和治疗疾病怎样联系呢？禀赋取决于先天之精的盈亏，同时与父母的体质、情绪、婚龄、交合时的气候、生育间隔的疏密等因素都存在联系，可影响子代寿命遗传。胎儿在母体受内外环境因素影响，同时接收来源于母体的各种信息。孕妇情绪精神状态也对胎儿禀赋造成影响。母亲怀孕头三月是胎儿发育的关键时期，若不慎感染各种病毒容易造成胎儿先天性心脏病、先天性白内障及各种出生缺陷或先天畸形。禀赋外在表现为其"形"——体质。注意辨别不同体质与不同疾病的关系，对于临床预防和治疗疾病具有深远意义。对个体体质的分析可以帮助判断疾病的病位、病程和病变趋势。通过流行病学的调查，分析患病群体体质，可以总结不同体质与不同疾病发生的相关性。禀赋也会对一个人的心理特征造成影响，包括人的智力、能力、性格、人格、气质、行为等。

疾病在其发生、发展的过程中，内在基础是五脏相互间的生理、病理联系。因此，每一种疾病都是五脏相关的局部体现。人生活在复杂的自然环境、社会环境中，无时无刻不受到环境影响。不同居住环境、气候特点、饮食偏食、风俗习惯等决定了一个人的体质状况，也是疾病过程中的重要影响因素。环境可能以某些未知方式对各种疾病产生一定影响，这也正是"因地制宜"之内涵所在。这些内容往往在当下医疗行为中被忽视，医者看不到根源，目光局限在疾病本身，舍本逐末，又怎能药到病除？

二、整体辨证论治，兼顾兼证

患者：刘某。性别：女。年龄：66 岁。

初诊：2019 年 4 月 18 日。

主诉：右耳耳聋、耳鸣 1 年余，加重 2 月。

现病史：右耳耳聋，耳鸣 1 年余，因劳累加重 2 月，耳鸣如电波声，曾于外院用鼠神经生长因子治疗无明显效果，此次为求中药治疗来诊。

既往史：高血压病史 5 年。

刻下症：右耳鸣，耳聋，夜寐可，纳呆，时心烦，大便调畅。

检查：血压 130/75mmHg，脉搏 85 次 / 分。面色较白，形体适中，舌淡苔薄白齿痕。声音稍低，神情略焦虑。双耳及鼓膜外观无异常。纯音测听右耳中频及高频下降，平均 45dB HL；声导抗双侧 A 型。左耳听阈正常。

西医诊断：右耳耳聋，右耳神经性耳鸣。

中医诊断：耳聋，耳鸣病（肝郁脾虚，耳窍失养证）。

治法：疏肝解郁，益气健脾。

方药：柴胡 10g，香附 10g，郁金 10g，石菖蒲 10g，路路通 10g，党参 10g，茯苓 20g，白术 10g，牛膝 10g，炙甘草 6g。14 剂，水煎服，日一剂，早晚餐后 1 小时服。

二诊：2019 年 5 月 3 日。

上方服 14 剂后有感耳聋耳鸣减轻，心烦好转，纳服尚可，二便调。苔薄白质淡，脉弦。

方药：柴胡 10g，香附 10g，郁金 10g，石菖蒲 10g，路路通 10g，党参 10g，茯苓 20g，白术 10g，牛膝 10g，炙甘草 6g，远志 10g，茯神 20g。14 剂，水煎服，每日 2 次。

三诊：2019 年 5 月 17 日。

继服二诊方药 28 剂。之后右耳听力明显改善，右耳耳鸣痊愈。嘱患者保持心情舒畅，清淡饮食，适当活动，不适随诊。

【师徒评案】

学生：耳聋较为难治，如何准确辨证？

老师：耳聋一症凡了解不深者皆从肾论治，而临证要从患者体质及生活环境等因素综合考虑，"脾不及则令九窍不通"，中焦一损，升降失常，胃气不足，元气大伤，清气不能上养于耳，则耳窍失养而发病，也是耳聋发病的特点。古时物质匮乏，缺衣少食，故肾精不足是普遍现象。当今社会物质充裕，营养过剩而消耗代谢过少，饮食不节，肝气郁结则脾胃首当其冲。医者须时刻谨记"以患为师"，遵古而不泥古，根据具体患者进行辨证论治。故临证应明辨真伪，不能耳病皆归于肾，应注意耳与五脏六腑之间的关联。

学生：刘老师，您强调任何疾病都并不简单，在治疗方面也没有诀窍，但治病应注重"审病求因"，是否抓住疾病的主要矛盾才是治疗疾病的关键？

老师：疾病之病因亦非现代医学之"客观病因"就能完全概括。生活状态、精神因素可能导致耳鸣不休；家庭关系也可能引起耳鸣。有形疾病来源于无形因素，无形因素决定和支配着有形疾病。人之所以得病，和人先天禀赋、性格、德行、精神因素，以及家庭环境、社会环境，社会地位等都有着密切联系。正如《异法方宜论》所述："故圣人杂合以治，各得其所宜。故治所以异而病皆愈者，得病之情，知治之大体也。"万事万物皆藏病因，只有重视主观病因，全面了解患者综合情况，才能更准确把握患者患病之根本原因，在此基础上遣方用药，方可取得最佳疗效。

【传承心得体会】

本案患者年过花甲，加之久病失养，致脾气虚弱。脾为后天之本，主输布水谷精微，运化水湿，升举清阳，为气血生化之源。耳为清窍，得清气濡养才能维持正常生理功能。若脾气不足，则气血生化之源缺乏，不能上奉于耳，耳窍经脉空虚则发耳聋耳鸣，脾虚则肝旺，表现为心烦。苔薄白舌质淡齿痕、脉弦皆为脾虚肝郁之象。治疗用四君子汤益气健脾以助生化之力；柴胡、香附、郁金疏肝解郁，行气除烦；石菖蒲、路路通聪耳通窍；远志、茯神宁心安神；牛膝活血通经、补益肝肾。全方合用使肝脾调和，虚实补泻，阴阳平衡，因而耳聋好转，耳鸣痊愈。

每当接诊患者时，刘老师都会仔细耐心询问患者发病原因及基本情况，包括饮食、二便、睡眠、情绪，是为了准确找出致病因素，针对主证来用药。该患者年过花甲，加之久病失养，致脾气虚弱，气血不足，耳窍失养，发为耳聋耳鸣，我们的治疗原则应该以健脾益气、调养气血为主。考虑患者兼有肝郁、不寐等问题，故辅以疏肝理气、解郁安神之品，患者精神状态和脾胃功能、睡眠情况好转，自然耳聋耳鸣明显减轻。

三、"病从心生"，重视七情与五脏之间的关系

患者：张某。性别：女。年龄：68 岁。

初诊：2019 年 6 月 18 日。

主诉：耳聋伴耳鸣、失眠半年。

现病史：患者平素情志抑郁，长期服抗抑郁药物治疗。近半年耳聋、耳鸣、失眠、头晕，在情绪波动后症状加重，于外院诊断为抑郁症，曾服用各种药物，效果不明显。此次为求减轻耳鸣来诊。

刻下症：情绪低落、心神不宁，双耳轻度耳聋，双耳耳鸣呈持续性，失眠多梦，头晕健忘，疲乏无力，食欲不振，大便稀。

检查：血压 120/70mmHg，脉搏 70 次 / 分。体态清瘦，精神不振，情绪低落，神清合作，面色淡白，目光无神，倦怠乏力。舌质淡红，舌苔薄黄。语音低微，乏力懒言，呼吸正常。左脉弦滑，右脉沉细。双耳外耳道畅，鼓膜完整，标志清。纯音测听示双耳高频轻度感音神经性耳聋。声导抗双侧 A型。双鼻腔及咽喉检查未见异常。头颅 CT 未见异常。

西医诊断：感音神经性耳聋，神经性耳鸣，失眠。

中医诊断：耳聋，耳鸣病，不寐（肝气郁结，心脾两虚）。

治法：疏肝健脾，补血养心。

方药：炒白术 20g，党参 10g，黄芪 30g，当归 15g，甘草 6g，茯神30g，炙远志 10g，酸枣仁 30g，木香 6g，龙眼肉 10g，白芍 10g，柴胡 15g，黄芩 10g。7 剂，水煎服，日 1 剂。

二诊：2019 年 6 月 25 日。

患者自诉情绪较前改善，精神好转，仍然有耳聋，耳鸣，睡眠浅，梦多。二便可。舌淡，苔薄白，脉沉细滑。

方药：炒白术 20g，党参 10g，黄芪 30g，当归 15g，甘草 6g，茯神 30g，炙远志 10g，酸枣仁 30g，木香 6g，龙眼肉 10g，白芍 10g，柴胡 15g，黄芩 10g，五味子 10g，煅牡蛎 30g。14 剂，水煎服，每日 2 次。

三诊：2019 年 7 月 12 日。

患者自诉情绪较前明显改善，听力有所提高，耳鸣减轻，睡眠好转，可以入睡，但易醒。舌暗淡，苔薄白，脉细滑。

方药：炒白术 20g，党参 10g，黄芪 30g，当归 15g，甘草 6g，茯神 30g，炙远志 10g，酸枣仁 30g，木香 6g，龙眼肉 10g，白芍 10g，柴胡 15g，黄芩 10g，五味子 10g，煅牡蛎 30g，桃仁 10g，川芎 10g。14 剂，水煎服，每日 2 次。

四诊：2019 年 7 月 26 日。

患者自诉情绪如常人，耳聋、耳鸣减轻，为间断性，睡眠正常，二便调。舌稍暗，苔薄白，脉沉细。续服上方 14 剂以巩固疗效。并嘱患者注意调畅情志，避免劳累受凉，不适随诊。后患者未再就诊。

【师徒评案】

学生：怎么理解"病由心生"？

老师：现今患者"心病"居多，"心"指精神活动、心理因素。"上医治心，次医治人，下医治病。"治病时应顺应患者体质类型，不可忽视疾病与心理的关系。临证要"审其病，观其人，解其心"。不然便是管中窥豹，井中望天。

学生：临证时要注重"上医治心"理论？

老师：中医学所定义之心，其实质并非专指解剖学之心脏。后者仅是中医心的一部分，即"血肉之心"。而另一部分则是"神志之心"。血肉之心所患疾病为"心体之病"。神志之心所患之病则为"心神之病"，亦即心理性疾病。传统中医学中的心理性疾病有脏躁、癫狂、不寐、健忘、百合病、梅核气等。而临床中在这几种疾病之外，尚有许多疾病也要从心理观念加以认识，如眩晕、心悸、月经失调、胃痞、耳鸣、喉痹、腹泻等。因为疾病往往兼有心理性问题，甚至有的患者以心理问题为主。

学生： 刘老师，每个人都有七情六欲，这个度怎么把握？

老师： 人类与生俱来的"七情六欲"是一种正常生理现象。如《素问·上古天真论》载："有圣人者，处天地之和，从八风之理，适嗜欲于世俗之间，无恚嗔之心，行不欲离于世，被服章，举不欲观于俗，外不劳形于事，内无思想之患，以恬愉为务，以自得为功，形体不敝，精神不散，亦可以百数。"其意为：圣人善于生活在天地自然之中，顺从各种自然规律，满足各种正常人生活欲望，没有恼怒愤恨之情，既不脱离现实生活，也不与世俗同流，不让身体过劳所伤，也不让思想受功利牵制，以平常心做有兴趣的事，做事以顺其自然为原则，身体不易生病衰老，也不耗伤精神，便能够活到百岁以上。然而，欲望一旦过度便会成为健康的敌人。独情志因素难调，所谓郁也。郁者多由欲所生，欲不遂则郁。

学生： 七情与五脏之间的生理病理关系是什么？

老师： 七情致病，病机在脏，以心、肝、脾为主。心主神志，心志恬淡，精神乃治，心生欲望则耗伤心气；肝主疏泄，肝气疏畅可令心情舒畅，肝失疏泄，则气机郁遏，情绪郁闷；脾胃司升降，脾胃健运则清升浊降，神清气朗，然其易为思所伤，思则气结，升降失司。肝脾关系密切，脾胃易为肝所犯，若脾失健运，肝亦受累，肝气不舒反又犯脾。再者，胆附于肝而主决断，胆气充则思敏捷而不迟，果断而少虑，反之则寡欢抑郁。是以临证诊疗过程中，不仅要关注疾病本身，更要因人而异，辨证论治，综合分析患者发病原因，考量患者情志因素与疾病发展之间的关系，调和气血阴阳，才能得到较好的临床疗效。

【传承心得体会】

患者情绪低落伴双耳耳聋、耳鸣、失眠多梦，结合病史乃肝气郁结，心脾两虚之证。患者平素情志抑郁，肝气郁结，导致肝失疏泄，调畅气机功能失职，横逆乘土，进而导致脾胃功能出现障碍。《四圣心源》中提出："土之所以升降失职者，木刑之也。"根据五行学说，肝木克脾土，木行亢盛，木旺克土则引起土虚。脾胃受损，脾不主升清、胃不主降浊，从而使中焦气滞，继则引起三焦气机失于条畅，肝脏失于疏泄，继而导致抑郁症发生。另外，《四圣心源》指出："木生于水而长于土，土气冲和，则肝随脾升，胆随胃降，木荣而不郁，土弱而不能达木，则木气郁塞，肝病下陷而胆病上逆。"脾胃为后天之本，气血生化之源，脾土亏虚，则气血生化乏源，肝失于濡养，肝血不足；血为气之母，血虚则气不足，肝气虚则疏泄无力，肝喜条达、主疏泄的功能受到影响，导致肝气郁滞，也可引起郁证的发生。郁证常有情绪低落、心神不宁等症状，其发生与心有关。脾属土，心属火，脾为心之子，子虚则盗母气；脾土功能受损，则气血生化匮乏，从而心血不足，失其所养则心神不宁，出现失眠多梦等；心脾两虚，气血不足可出现耳聋耳鸣、精神不振、面色淡白、目光无神、倦怠乏力等。该患者舌质淡红，舌苔薄黄，左脉弦滑，右脉沉细，均为肝气郁结，心脾两虚之证。

抑郁症是以显著而持久的情绪低落为主要临床特征，社会多发、临床常见的心理障碍疾病，属于郁证的范畴，其发病与肝、脾、心脏腑功能失调密切相关。治疗以疏肝健脾、补血养心为原则。古代医家大多认为郁证与肝关系密切，同时与脾亦密不可分。《四圣心源》指出："脾胃者，四脏之母，母气亏败，四子失养。脉见真脏，则人死焉，故四脏之脉，必以胃气为本。"李东垣也认为劳倦则脾先病，脾胃内伤，百病由生。所以任何疾病均应重视对脾胃的治疗。尤其现代人工作压力不断加大和社会竞争日趋激烈，劳累、思虑过度所引起的焦虑症也日渐增多。虽然郁证与肝关系密切，但《金匮要略》有"见肝之病，知肝传脾，当先实脾""实脾则肝自愈，此治肝补脾之要妙也"。根据多年的临床经验，凡心脾两虚的抑郁症，均以归脾汤加柴胡、白芍为主方，随症加减。归脾汤始载于南宋严用和的《济生方》，但方中无当归、远志二味药，至明代薛己的《正体类要》将其补入，使益气健脾、补血养心疗效发挥至极。

中医认为七情宣泄不当会致病，七情和五脏的基本关系是：肺主悲、忧，过悲过忧则伤肺；心主喜，过喜则伤心；肝主怒，过怒则伤肝；脾主思，过思则伤脾；肾主恐、主惊，过恐过惊则伤肾。任何事物都是相互转化的，"喜极生悲""否极泰来"。情绪也是同一个道理，中医说的七情——喜、怒、忧、思、悲、恐、惊，不管什么情绪，过度都会对健康不利。情绪调节不好，长期郁闷可以导致各种各样的疾病。七情是人体对客观事物不同的情感反应，在一般情况下，人的情感能保持相对稳定的状态。但是，突然强烈或长期持久的精神刺激，并超过人体本身的心理承受力，使气机逆乱，功能失调，就会导致疾病的发生，甚至危及生命。《灵枢·口问》指出："悲哀忧愁则心动，心动则五脏六腑皆摇。""气血冲和，百病不生，一有怫郁，百病生焉"，所以要及时进行心理疏导。

所以刘老师治病的过程是身心同调，这也充分体现了刘老师的整体观点，人的身心为整体，人之病理生理为整体，人与环境、社会为整体。

因"病由心生"，刘教授在临床诊治疾病时，强调"上医治心"理论。现今社会生活、工作节奏快，压力大，很多人出现紧张、焦虑、压抑、愤懑、忌妒、惆怅、迷惘等心理，这些心理不断地烦扰人们的心境，有的人甚至因此罹患了一些心理疾病。老师强调治病更要医心，强调整体观念与辨证论治是中医学特色，而辨证论治本身也是整体观念的体现。当现代医学强调医学模式由纯生物模式向生物 - 心理 - （社会与自然）环境模式转变的时候，不难发现，中医辨证论治之天、地、人合一，因时、因地、因人制宜的整体思维恰恰符合新型医学模式的要求。辨证论治不但重视认识疾病，更注重认识罹病之人，不但重视患者的生理变化，更注重其心理变化。

现代医学调查表明，心理因素及情绪对健康有明显影响：①长期忧郁，精神不振，可以使血管外周阻力明显增加，从而使舒张压增高，导致高血压。②情绪调节不好对消化系统影响也非常明显，胃酸的分泌可以升高，时间长了胃黏膜会发生糜烂，导致胃肠功能紊乱，胃和十二指肠发生溃疡或者萎缩。③对内分泌系统而言，情绪不好可引起甲状腺功能亢进、女子月经不调等。④严重的精神创伤、心理疾患、抑郁症、长期的精神压抑还容易诱发肿瘤。

刘老所说"上医治心"，非单一治疗法则，而是蕴含了辅助提高临床诊治的技巧、拓展临床思路的因素，同时也体现着天与人、人体自身的整体性。归纳为：①不但心病要从心论治，其他疾病在施行本病相应常规治疗的同时，也要施加心理性治疗。②治病治心充分体现了中医整体观点在临床的运用。③治病的艺术性。治病的艺术性体现在个性化治疗、沟通与理解、人文关怀等多个方面。医生需要像艺术家一样，根据患者的"画布"（身体状况），运用自己的"画笔"（医疗知识和技能），勾勒出最适合患者的治疗方案。这些艺术性的体现不仅提高了治疗效果，也增强了医患之间的信任和理解。因此，我们可以说，治病既是一门科学，也是一门艺术。④重视对患者的人文关怀。

下篇　师徒对话

第三章　从医之路

一、如何走上中医之路

学生：刘老师是如何走上中医之路的？

老师：我当年负笈北上，就读于北京中医药大学，那时正值"文革"期间。我于 1969 年响应号召，投身于上山下乡的运动之中。在历经五年的乡村历练后，由于大学停止招生，我的求学之路一度中断。直至大约 1971 年、1972 年，大学招生得以恢复，然而，招生对象仅限于那些在上山下乡中锤炼过的知识青年。因此，能够迈入大学校门，实属不易，需历经重重考验，绝非如今仅凭考试便可轻易达成。彼时，需要先由个人报名，再经群众评议，这一环节至关重要。通过群众评议后，还需经过政治审查，获得领导批准，方能获得考试资格。真可谓是百里挑一，方能踏入校园。故而，当我踏入北京中医药大学的那一刻，内心充满了对知识的渴望。那时，我们全年几乎无休，每周仅有一天的休息时间，且寒暑假时间短暂，因此，相较于现在，我们的学习时间要长得多。再者，北京中医药大学，彼时尚名为北京中医学院，每年的招生规模极为有限，仅招收 160 名学生。我所在的中医系，每年招收两个班级，每班60 人，共计 120 人。此外，中药系招收 40 人。所以，能够在那个特殊的历史时期，考入北京中医学院，对我来说，是一段难忘的经历。

二、走上名医之路所获的启迪

学生：在您成为一名名老中医的道路上，有哪些人或者哪些事件，对您产生过重要的影响？

老师：我记忆最深的，那时候学生少，老师非常地负责。当时我们的老师都是老一代的名中医，有刘渡舟、任应秋、（王绵之）、程士德、黄庭佐、赵绍琴。他们在教学时特别有意思，要和我们学生编在一个学习组，可以说是同吃同住同学习，我们和老师的关系非常紧密，不是像单纯课堂教学那样老师讲完就走了。一般是这样，我们很早就进入临床，上午跟老师出诊，下午听老师讲课，晚上听老师讲座，和我在一组的老师是刘渡舟老师，可能你们也听说过这个人。当时我们在一起，每次刘老出诊的时候，我们都要仔细跟着一起抄方，听老师讲。印象很深的是，曾经有一个肝硬化腹水的患者，肚子肿得挺大的，当时就是吃刘老的药，一两个月之后，他这个腹水渐渐就好转了，一开始来拄着棍的，到后来不用拄棍，自己行动很自如了，这是我印象特别深的一个。还有一个印象很深的，是一个高血压患者，当时高血压控制不住，这个人满脸通红，脾气急躁，也是找到刘老，通过刘老的调理，很快这个人血压也平稳了，生活也正常了。这就是老师对学生的一种行为的影响，我为什么对中医感兴趣，就是看到了中医的优势和效果，从老师那儿看到的。

三、耳鼻喉科的选择和兴趣

学生：您是怎样选择了耳鼻喉科，并对耳鼻喉专业感兴趣的？

老师：当时可以说刘老对我还是比较认可，所以我毕业的时候，实际上一开始是被刘老留在伤寒教研室的。只不过我在毕业实习的时候是在咱们的附属医院东直门医院，那时候毕业生要转科，当时耳鼻喉科的主任应该是错选成了我们科的两个同学，但是我不知道，后来才听他说。从我个人来讲，本身耳鼻喉科可以说不是一个，像内科呀、外科这些科室，学生在学习期间很少有说对耳鼻喉科感兴趣的，现在说是个小科，当然我干了这么多年，我体会耳鼻喉科也不是小科。刘老把我留到伤寒室，但是当时附属医院耳鼻喉科的梁主任，他就认定了非要让我到耳鼻喉科去工作，于是就一趟一趟往学校跑，跟校长沟通，就这样给我调整到了东直门医院的耳鼻喉科。当时从我内心来讲，我真的不愿意搞耳鼻喉科，因为首先对它了解得不多，再有的话，学习内容也相对少。随着这么多年的工作，尤其我们中医看病，讲的是看病人，不是单纯看病，什么叫看病人？就是除了看病，一定要注意这种看病的人，这就是我们中医的一个整体的观念。所以现在我给学生讲课，经常说耳鼻咽喉的疾病，无一不和全身相关，不是像学生时候，单纯认为耳鼻喉就是一个局部的疾病，不是这样的。所以现在在临床上，无论是鼻子的病、咽喉的病、耳朵的病，我们都要给他仔细地辨认，是全身什么部位、什么脏腑、经络出现了问题，才引起了局部的表现，疾病只是一个表现。所以一直就是这么多年坚持下来，40多年了，对中医的感受也是越来越深刻，也是越来越能体会当时老师的教诲。还有就是看到老师在临床上的效果，对自己学医的这种信心和兴趣，还是非常重要的。

四、师从伤寒大家刘渡舟教授所获

学生：师从中医大家名家的收获是什么？

老师：具体来说，我是在北京中医药大学前身——北京中医学院读的本科，确实曾跟随众多名老中医专家学习，其中包括伤寒大家刘渡舟教授、温病大家赵绍琴教授、方剂学大家王绵之教授、中医各家学说大家任应秋教授、程世德教授、黄庭佐教授、针灸大家杨甲三教授等，尤其受伤寒大家刘渡舟影响最深。

学生：您跟随伤寒大家刘渡舟教授学习的过程我们都特别想听听！

老师：刘渡舟注重对中医经典著作的研究，特别是对《伤寒论》六经辨证理论体系的研究。刘渡舟认为，研习《伤寒论》，一定要结合《内经》《神农本草经》和《金匮要略》诸书，这不但有利于全面地正确理解六经辨证理论体系，而且在学习后世医家论著时，也就有源可寻，有本可依。他潜心研究数十年，撷古采今，旁涉诸家，结合自己的心得体会，著有《伤寒论通俗讲话》《伤寒论十四讲》《伤寒论诠解》《伤寒契要》《新编伤寒论类方》等书，有理论、有临床，深入浅出地介绍了《伤寒论》的六经辨证理论体系，尤其是《伤寒论通俗讲话》与《伤寒论十四讲》二书，在国内多次重印，并被日本东洋学术出版社译成日文在日本出版发行。同时，他还任主编，组织编写了自研究《伤寒论》以来的第一部工具书——《伤寒论辞典》。

刘渡舟从辩证唯物主义的立场出发，强调了六经的实质是经络。他认为，《伤寒论》的六经辨证思想是在《内经·热论》六经分证方法的基础上发展起来的。六经辨证是以三阴三阳的六经经络及其相互络属的脏腑的生理、病理变化作为物质基础的。离开六经经络及其相互络属的脏腑组织，则六经辨证就成了空中楼阁。六经辨证首先要解决的问题就是辨阴与阳，以三阴三阳的阴阳两纲统摄六经，然后进一步探求病位之表里，病情之寒热，病势之虚实。但是，如果辨证只辨到阴阳表里、寒热、虚实，那还是很不够的。因为它还没有具体地与人体脏腑经络的病理变化联系起来，仍然不能明确而深刻地阐明各种复杂的病理变化，以指导临床治疗。所以，六经辨证必须以经络为基础，通过经络而落实到具体的脏腑组织，使辨证言而有物，从而达到辨证以论治的目的。他认为能否正确地理解六经实质，关系到能否正确地运用六经辨证理论以指导临床治疗，这是学习、研究《伤寒论》的一个至关重要的问题。

刘渡舟还十分重视六经病提纲证的作用。《伤寒论》六经病证，各有提纲证一条。提纲证是指能够反映出每一经络及其相关脏腑之生理、病理基本特点的证候群，对于某一经的辨证具有比较普遍的意义。例如太阳病提纲证曰："太阳之为病，脉浮、头项强痛而恶寒。""脉浮"，是邪气客于肌表，人体正气抗邪于外的反映；"头项强痛"，是太阳经脉受邪，而经脉气血不利的反映，因为太阳经脉络脑下项，头项是太阳经脉所主之专位，故头项强痛是太阳经受邪独有的证候；"恶寒"与"脉浮"并见，是卫阳被伤，不能温煦肌表的反映。此一脉二证反映了太阳经病变的基本脉证特点，揭示了太阳主病在表的病变规律，因而，临床辨证只要掌握了提纲证，就能做到纲举目张，心中了然。

此外，刘渡舟还认为六经辨证方法，原为邪气伤人而立论，并非只针对伤寒之一病。应该看到，辨证之法是从六经之体而求证，由于六经之体各异，与六经相互络属的各脏腑的生理、病理特点各不相同，所以每一经的证候特点也就随之不同。六经病提纲证反映了六经各自证候的共同特点，因此，掌握了六经病提纲证，不仅能够掌握其在伤寒病中的辨证规律，而且还可以将其扩大至杂病的辨证范围。正如清代医学家柯韵伯所说："仲景之六经，为百病立法，不专为伤寒一科。伤寒杂病，治无二理，咸归六经之节制。"

对于《伤寒论》398 条条文排列意义，刘渡舟认为《伤寒论》398 条是一个有机的整体，在条文之间，或隐或现，或前或后，彼此间都有联系。作者在写法上，充分发挥了虚实反正、含蓄吐纳、对比互明、言简义准的文法与布局，从而把辨证论治方法表达无遗。研究《伤寒论》，首先要领会条文的组织排列意义，要在每一条内容中，看出作者的布局和写作目的，才能学到条文以外的东西，要与作者的思想共鸣，才能体验出书中的精神实质。例如《辨太阳病脉证并治·上篇》共 30 条，第 1 条到第 11 条的内容是全书的纲领，具有指导全书、统领辨证的意义；第 12 条到第 28 条，以穿插交叙的方法阐述了桂枝汤的临床适应证、禁忌证及加减变化诸证，并引出麻黄桂枝合方的 3 个"小汗法"，作为其后论述麻黄汤证之先序；第 29 条与第 30 条，以误治救逆的形式具体地为"观其脉证，知犯何逆，随证治之"做了示范。可见《伤寒论》之 398 条有经有纬，发生着纵横的联系，以尽其辨证论治之能事。我个人经常对学生们说的一句话是：学习《伤寒论》，最核心的体会是张仲景"紧扣病机，实时用药"的理论体系。

五、中医"温病"之体会与应用

学生：近段时间"新冠"疫情肆虐，让中医的"温病"受到大家的重视，您曾经跟随温病大家赵绍琴教授学习，能谈谈学习的体会吗？

老师：赵绍琴教授为内科大家，尤擅长治疗温热病，亦为温病大家。

赵绍琴认为，温病的本质是郁热，卫气营血皆然。故而治疗温病必须贯彻"宣展气机、透邪外达"的治则，不可徒执"清热养阴、遏伏气机"之法。"宣透"为治疗温病之要义。宣，指宣散、宣发、宣通、宣畅；透，指透泄、透发。宣透的治法属于祛邪的范畴，它的特点在于为邪气寻找出路以引邪外出。比如，温病的卫分证，属肺卫郁热证。因此，治疗卫分证应辛凉清解，宣郁清热。此辛散意在开郁，并非发汗解表。叶天士在《外感温热篇》中提出"在卫汗之可也"，赵绍琴教授认为这并不是应用汗法，绝不能用辛温发汗之法，当用辛凉清解之法，清解肺卫热邪，使邪去热清，卫疏，三焦通畅，营卫调和，津液得布，自然微微汗出而愈，虽不发汗而达到了汗出的目的。"汗之"不是方法而是目的。银翘散在银花、连翘、竹叶、芦根等清解之品中，加入荆芥穗、淡豆豉、薄荷，且用量极轻，其用意不在发汗，而在开郁闭。因此，温病初起治法不可言辛凉解表，只能是辛凉清解。

赵绍琴临证重视脉诊，强调诊脉分浮、中、按、沉四部。他将家传脉学整理归纳，提出诊脉八纲（浮、沉、迟、数、虚、实、气、血）和诊脉四部（浮、中、按、沉），与旧说大不相同。他将浮、中、按、沉四部，在温病中对应卫、气、营、血，在杂病中反映标象和本质的关系。如浮、中部所得反映疾病的现象，沉、按部所得反映疾病的实质。他所提出的诊脉八纲（浮、沉、迟、数、虚、实、气、血）是指八类脉象。浮、沉言病机之趋势，迟、数言病性之寒热，虚、实言邪正之盛衰，气、血言病位之浅深。

在温病治疗上，赵绍琴善于运用叶天士"透热转气"法救治高热不退、昏迷等危重病证。他把透热转气法广泛地应用于温病卫、气、营、血各个阶段的治疗，以透邪外出为指导原则，取得了很好的治疗效果，大大地发展了叶天士的温病辨治理论。如对于温病气分证，他使用辛寒清气的治法达热外出。治疗营分证则是在清营养阴的基础上，适当加入具有开达、宣透作用的药物，以去其壅塞、排除障碍、宣畅气机，使邪有出路，则入营之邪即可外透，转出气分而解。如湿热入营，可用芳香化湿清热的药物以开郁，疏通气机，使营热外达。如邪入心包，轻者用石菖蒲、郁金清心豁痰、开窍通闭，连翘轻清透泄、宣畅气机，重者必用牛黄、至宝丹之类以开其闭，使营热外透。对于瘀血阻滞气机而热邪入营者，则应于散血之品中加入琥珀、桃仁、丹皮等，活血散瘀通络，排除障碍，宣通气机，导热达外。他认为，以上宣畅气机的治法皆属透热转气范畴。即使温邪入了血分，仍应考虑透热转气之理。

在内科临床方面，赵绍琴以善治疑难重症而著称。他创造性地把温病卫气营血的理论应用到内科杂病治疗中，对一些疑难病症主张从营血分进行辨证，如白血病、再生障碍性贫血、血小板减少性紫癜、病毒性心肌炎、系统性红斑狼疮、慢性肾小球肾炎、肾病综合征、慢性肾功能衰竭、尿毒症等，均取得了满意疗效。他认为，内科病症多由邪气阻闭气机，人体气血循行障碍，内郁不宣，邪气不得泄越，蕴蓄于内引起。所以内科杂病的治疗，可用解郁、疏利、宣泄等法，开散郁结，宣通气滞，调畅气血，通达营卫。治疗时，他喜用升降散（白僵蚕、蝉蜕、广姜黄、生大黄），寒温并用，升降相因，宣畅三焦，条达气血，使周身气血流畅，火郁之邪可得宣泄疏发。根据他的经验，治火郁证需酌加风药，如防风、荆芥穗、苏叶等，以风药行气开郁，调畅气机，通达腠理而发其郁火。受赵绍琴教授影响，我在治疗耳鼻喉科急症、重症方面，认识深刻，疗效满意。

六、师从方剂大家王绵之教授所获

学生：您在临床上开具的重要汤方，药味寥寥，但是疗效却好得出奇，是不是和您在学习期间跟随方剂大家王绵之教授有很大的关系呢？

老师：王绵之教授为方剂学大家，先后任北京中医药大学方剂教研室主任、校门诊部主任、中医基础部主任、校高级职称评审委员会副主任，曾任国家药典（85版）委员会中医组组长、国家新药审评委员会中（成）药分会主任、国家自然科学名词审定委员会委员等职，为全国政协六、七、八届委员暨科教文卫体委员会副主任。主要编著有《中医学概论（初版）》《汤头歌诀白话解》《方剂学》等9种著作；撰有《方剂学的形成与发展简史》《漫谈方剂教学》《肝炎的辨证论治》等30余篇论文。王绵之为国家中医药管理局第一批师带徒指导老师（北京地区）。

王绵之教授从事中医医疗、教学、科研60余年，他坚持理论与实践结合，重视中医药学与现代科学结合，主张寓防于治，精于脏腑气血辨证与遣药组方，擅治内、妇、儿科疑难病症和外感热病。格林巴利综合征、脑软化、脑干肿瘤、小脑萎缩、星形细胞瘤、胶质瘤、脱髓鞘疾病、全身性硬皮病、先天性免疫功能低下等多种疑难病症，经他用药调治之后，皆效如桴鼓。他强调：人以五谷为养，而又生活在现代社会中，故临证当重视脾胃功能与情志影响。治外感与有形之病，祛邪为主，但不可伤胃气；治内伤，必先明脏腑气血。老年病以心脾肾为主，小儿病要注重调补脾胃，妇女病当重视调经，以肝脾肾为先，经期活血祛瘀，效捷且不伤好血。在多年的医疗实践中，他深切体会到：对待患者不仅要看到他的生物性，更要看到他的社会性；不仅要把他看成是生物的人，更要把他看成是社会的人。这样才能根据每个患者的不同特点，遣药组方，达到"药与病合""药与人合"。这种观点与近年来西方提出的"生物－心理－社会"现代医学模式不谋而合。

王绵之不仅是一位医术精湛的临床家，还是一位出色的教育家。他主持首部方剂学教学大纲和教材的编写，创建了方剂学科，培养了大批高级中医药人才，包括27名方剂学硕士、9名博士、60余名方剂讲师以上的教师及高级医师。一般认为讲中药、方剂枯燥无味，而王绵之讲方剂则独树一帜，学生们不仅不觉得枯燥，反而感觉是一种享受。他遵于教材，但又不拘泥于教材，结合个人多年的临床经验，把抽象的道理讲得有血有肉，生动活泼。每当他授课，学生们都听得特别专注，整个教室里只听到一片"嚓嚓"的笔记声。他每讲一个典型方剂，总要从人体脏腑机能、病理变化，讲到药品选用、方剂配伍；从单味药性讲到君、臣、佐、使，深入浅出，引人入胜。在学生看来，他好像不是在讲方剂，而是一名熟练的机械师用各种配件修理调整一台复杂的机器。

七、师从任应秋教授所获

学生：您对历史上的中医医家如数家珍，是不是也和您上学期间的努力分不开？

老师：这个要感谢任应秋教授，任应秋教授为中医各家学说大家，从小刻苦钻研，治学严谨，白天进行教学、科研、医疗工作，晚间博览群书，开阔眼界，每日工作10余个小时，数十年如一日，即使节假日，也从不例外。对于学术问题，引经据典，拨之临床，无不溯本穷源。《内经十讲》一书，对战国至汉代形成的中医第一部理论专著，从成书时代、古代文献、后世研究医家及其学术思想、理论体系诸方面进行探讨，引用大量古代文献资料，均一一得出结论，被中医理论研究者所称道。《医学流派溯洄论》一文，从大量中医文献资料和史料研究入手，得出医学流派起于战国的观点，成为中医界一家之言。他不囿于旧说，不固执自己的旧论，例如《中医各家学说》教材先后四版，在一版教材中他不主张划分医学流派，二版划分 4 个医学流派，至三版又提出 7 个医学流派，使教材不断充实、提高与完善，充分体现出其严谨的治学精神。

任应秋执教北京中医学院后，集前贤及自身研究中医之经验体会，认为欲造就大批高级中医人才，必须师百家之长，集前人理论与经验之大成。经过数年的努力研究，1959 年他撰写了《各家学说及医案选》，介绍了历代著名医学家的学术思想与经验，并附以验案印证。该书首先在北京中医学院的本科生中使用，受到普遍欢迎，后经卫生部批准将各家学说正式列为高等中医院校本科大学生的必修课程，并由他主编了第一版《宋元明清各家学说及医案选》教材。1964 年在原教材的基础上，任应秋进行了全面补充与修订，又增写了总论部分，对中医理论体系的形成和各家学说的演变与发展做了系统的分析，提出了中医发展史上存在四大学术流派，即以刘完素为首的河间学派、以张元素为代表的易水学派、宗法张仲景《伤寒论》的伤寒学派和明清时期发展起来的温热学派。所选医家由原来的 22 人，增加至 39 人，并附有原著 74 篇，更名为《中医各家学说讲义》，是全国高等中医院校二版统编教材，收到了良好的教学效果。

1980 年，经 20 年的潜心研究，任应秋教授对中医学术流派有了更深刻的认识，提出了医学发展史上存在着 7 大医学流派，即医经、经方、河间、易水、伤寒、温病和汇通学派。他认为历史上医学流派的肇始并非在金元，而当断于先秦。他指出了医学流派的判定，当以师承授受与学术争鸣为依据。这些新的观点，在中医学界引起了反响，推动了对中医学的深入研究。他主编的全国高等中医学院教材《中医各家学说》第三版，即以 7 大医学流派为主线，包括基础理论和临床各家学说在内，分别介绍了上自战国，下至民国时期的 11 个时期，105 位医学家，全书共约 60 万字，可谓集历代著名医家学术经验和学术思想之大成。是书出版之后，日本汉医学界立即全文翻译。1984 年 5 月，他在重病中，再次主持了新版《中医各家学说》教材的编审工作。在"中医各家学说"这一学科领域中，任应秋是国内当之无愧的学科创立者和带头人。任应秋以其远见卓识，敏锐地意识到这一工作的重要性。1975 年 5 月他在《人民日报》发表了《中医文献亟待整理》一文，指出中医药文献书籍超过万种，这些丰富的文献资料是中医药学伟大宝库的重要内容。无论从传统应用，还是从现代医学的科学发展来看，都应当努力发掘整理、提高这些文献资料，但具有整理古籍能力的老专家相继谢世，所剩无几，尤其是既具有中医知识又精通训诂学知识的专家目前殆成空白。"卫生领导当局若不重视，不把这一工作抓起来，估计 10 年以后要对中医工作进行整理，那难度将是不堪设想的。"他还开诚布公地进言："亡羊补牢，犹未为晚""时间至可贵，一失不可再。"他建议立即成立中医文献整理出版委员会，筹建中医出版机构，制定明确的近期和远期计划，有步骤地开展工作。他本人更是身体力行，早在 1964 年，就从事中医古籍的整理校勘工作，首先校勘了金元名医张元素《医学启源》，1979 年又以元版本进行了补校，使这部长期以来鲜为人见的名著刊行于世。1982 年他主编了大型工具书《内经章句索引》，继而又主持中医经典著作《伤寒论》的校刊，以及主编全国合作的《中医名著精华》、大型类书《中医十大经典类编》等，有的因身体状况而未能完成。

任应秋不仅中医理论造诣精深，而且医术精湛，临床治病既善用经方、时方，又灵活变通，并创立新方，兼取众家临床经验之长。如 1975 年山西省某军区干部卢某因患十二指肠球部溃疡，手术后腹泻不止，少则一日七八次，多则一日十余次，多方求治，屡服中西药物无效，经年未愈。先生诊之，处以赤石脂禹余粮汤加缩砂仁、石榴皮，药仅 4 味，服 4 剂而泻止。或问何以速效，答曰："《伤寒论》有言'利不止，医以理中与之，利益甚。理中者，理中焦，此利在下焦，赤石脂禹余粮汤主之'。患者腹泻得于手术后，所伤在肠，是肠气不能固涩，正合利在下焦之候。故用赤石脂、禹余粮固涩肠气，加缩砂仁、石榴皮以助之。此先圣之成法，余别无新义。"以此可知其运用经方之妙，没有对经典著作的深入研究，是难以尽快取效的。可以说，我个人学术观点的形成，受古代医学经典著作、古代著名医家、现代中医大家思想影响极其深远。

八、如何更好地应对临床新问题

学生：如何更好地应对临床新问题？

老师：实际上我们现在临床会面临很多新问题，是因为疾病和人的生活状况都在发生变化，为什么出现这种情况，我们又怎样应对呢？我认为古人都说得非常清楚，你可能觉得很奇怪，古人怎么能知道我们现在人的生活呀？我跟你说，《内经》第一篇就叫《上古天真论》,《上古天真论》里第一句黄帝问岐伯，说"余闻上古之人，春秋皆度百岁而动作不衰，今时之人，年半百而动作皆衰，时世异耶"，是什么意思？他说我听说以前的人都能活到一百多岁，精神还挺好，现在人怎么刚活到半百就不好了呢？你看岐伯告诉他，"上古之人，其知道者，法于阴阳，和于术数"，也就是上古之人按照生活的规律，按照一年四时的变化来调整自己的作息。而今天的人，他说"今时之人则不然也"，他指的是他那时候的今时，我现在想起来就像说我们现在，为什么？他说今时之人是什么特点呢？"以酒为浆，以妄为常"，现在你说是不是，就像说我们现在一样，生活不规律，这就是现代疾病病因的根源。还有，实际上随着我们工作时间的延长，对它的体会会不一样的，不是单纯字面上的一个理解，而它对我们临床行为的指导和对我们中医思维的这种建立，起着非常重要的作用。

学生：具体我们应该怎么做？

老师：具体我们可以牢固树立中医临床思维，注重培养自身的文化修养。"学与问"结合才得以增长学问，我们应在学习中寻找兴趣，在兴趣中深入学习。要多角度思维，不仅师古人之方，更要师古人"审病求因""因人施治"的辨证思想。"熟读王叔和，不如临证多"，要明白中医实践的重要性。为医者要有善辨思维与慈悲胸怀，学习掌握现代医学知识为中医所用，中医、西医殊途同归，手段不同，目的一样。不懂现代医学的中医只能单腿走路。现代医学不断发明新技术、新药治病，中医则需要不断提升认识境界，两者一为"术"一为"道"，现代中医既要领悟道，也要掌握术。现代技术为中医耳鼻喉科插上了翅膀，局部观察更有利于辨证与辨病相结合。中医临床要求跟师学生在本专业范围内所掌握、了解的现代医学知识，不得少于西医院同等学历医生。能够对两种医学对比分析，清楚当前中医优势病种有哪些，取长补短，这样才能更好地去应对临床中出现的新问题。

九、学习中医的方法

学生：您在中医学习方面有什么特殊的方法吗？

老师：每个人都有自己的学习方法，我只能告诉你们我的学习经历，给你们提供一个思路罢了。第一是积累，我年轻时跟诊，看到一个症状，就会去思考中医与西医对该症状的相关论述。例如来了一个咳嗽的患者，现代医学咳嗽常见的疾病有哪些？《内经》是怎么论述咳嗽的？为什么"五脏六腑皆令人咳，非独肺也"？不同脏腑的咳嗽有哪些特点？不懂的问题，回学校以后就补充写在笔记本上，这样知识就越来越扎实。万丈高楼平地起，一砖一瓦皆根基。第二是联想记忆，我讲课的时候，习惯把过敏性鼻炎的免疫反应比作是一场相亲。变应原就是小姑娘，免疫球蛋白E（IgE）是媒婆，肥大细胞是小男生。致敏阶段就是第一次相亲，小姑娘和小男生第一次见面，但是谁也看不上谁，所以患者一般无明显症状。但是媒婆不甘心啊，又组织他们第二次见面，小姑娘当然不乐意，见到小男生又肥又圆，生气之下，就把小男生打得头破血流。这个过程不就像肥大细胞破裂释放炎性介质导致患者鼻痒，鼻塞，打喷嚏，流清涕的过程吗？医学知识是枯燥，死记硬背难以奏效，我们应该多些发散思维，联系生活进行记忆，这样专业知识才能记得更牢固。

十、如何看待经方

学生：您是如何看经方的？

老师：经方是我们临床用药的参考依据之一。我也建议我的学生们诵经典、背经方，而且还会定期抽查他们学习的情况。我不仅要求他们会背诵，还要能理解其内涵，只有既知其然又知其所以然才能应用于临床。只要紧扣病机，适时用药，就可以取得很好的疗效。经方的使用不是照抄照搬，既抄经方的药又抄经方的量，我们学习的应该是经方的思想而不是具体的用药和用量。尤其随着时代的发展，患者与药物都有变化。例如，许多经方中麻黄的用量达 30g，如果用于现代怕是不合适，而且古代用药的计量方式与现代是有差别的，所以我不建议照抄照搬，我们在临床上使用经方时只要紧扣病机、辨证论治、适时用药即可。

十一、对西医手术的看法

学生：刘老师，您是如何看待西医手术治疗的?

老师：我虽然是学习中医出身，但是也不排斥西医手术治疗。我们不得不承认中医不能治愈所有疾病。对于某些疾病，有些时候西医手术治疗才是最适合患者的。例如，对于拍片发现病变累及窦口鼻道复合体的、引流不通畅的或真菌性的鼻窦炎患者，我不会推荐他们一直口服中药治疗，会建议他们尽早手术。对于那些对手术有恐惧、不愿意接受手术治疗的患者，我一般会根据患者自身情况允许其口服中药治疗一个月，一个月过后，如果症状改善不明显，还是会建议他们接受手术治疗。我们作为大夫，推荐给患者最适合他们的治疗方式是我们的职责，不能一味地服用中药保守治疗。

第四章 辨证特色

一、临床中咳嗽的辨析技巧

学生：咳嗽症状临床如何辨析？

老师："五脏六腑皆令人咳，非独肺也"，意思指五脏六腑病变皆可导致咳嗽发生，不只归因于肺经病变，治疗咳嗽不应限于局部病变，一味应用养阴清热中药。五脏各在一定的时令受病而后传肺脏，如"乘春肝先受邪，乘夏心先受邪，乘秋肺先受邪，乘至阴脾先受邪，乘冬肾先受邪"，五脏受邪而后传肺致咳嗽。各脏咳又传胃、大肠、胆、小肠、膀胱、三焦。而六腑又可传五脏，以及脏象间横传，皆可导致咳。《内经》中还根据脏腑与咳嗽的病理关系分述了五脏咳与六腑咳的特点，五脏咳证，是指邪犯各脏经脉，使各脏经脉气血逆乱，并出现相应的咳证。肺咳："肺咳之状，咳而喘息有音，甚则唾血。"心咳："心咳之状，咳则心痛，喉中介介如梗状，甚则咽肿喉痹。"肝咳："肝咳之状，咳则两胁下痛，甚则不可以转，转则两胁下满。"脾咳："脾咳之状，咳则右胁下痛，阴阴引肩背，甚则不可以动，动则咳剧。"肾咳："肾咳之状，咳则腰背相引而痛，甚则咳涎。"中医临证不可固守成规，应注意当今社会、环境变化对人身体及心理的影响；对待疾病不可墨守自己的固定思维模式，应顺应患者和疾病的发生发展的规律，辨证、立法、用药。

引起咳嗽的原因及特点各有不同。干咳少痰或刺激性咳嗽原因：急性或慢性咽炎及喉炎；急性支气管炎；气管异物（多见于儿童）；喉及肺部、支气管肿瘤（少见）；肺动脉高压；二尖瓣狭窄（有心血管病史）。特点是刺激性咳嗽，痰少或无痰。咳嗽痰多原因：慢性支气管炎；支气管扩张（多见于老年）；肺炎（较常见）；肺脓肿（较少见）；空洞型肺结核（较少见）。特点是咳嗽时伴有较多的痰液。突发性咳嗽：常见于吸入刺激性气体、异物或肿瘤压迫气管。反复发作性咳嗽：多见于以咳嗽为主要表现的支气管哮喘。长期慢性咳嗽：多见于慢性支气管炎、支气管扩张及肺结核。夜间咳嗽：常见于左心衰竭和肺结核患者。咳嗽伴声音嘶哑：多为声带炎症，少见于喉部、肺部肿瘤。剧咳伴有吸气期喉鸣：多见于百日咳、会厌、喉部急性炎症所致喉水肿（小儿如犬吠样咳）或气管受压变窄。金属音咳嗽：常由于纵隔、支气管肿瘤、主动脉瘤等直接压迫气管所致。咳嗽无力声音低微：见于严重肺气肿、声带麻痹等。胃食管返流性疾病：在进食后卧床时咳嗽加重。药物性咳嗽：某些药物如部分降压药、阿司匹林等也可引起干咳，患者有长期用药史。心理性咳嗽：患者严重心理问题或自觉咽喉部不适导致的咳嗽。以上只是引发咳嗽的常见疾病，还有一些神经系统疾病、循环系统疾病、血液免疫疾病等，在疾病某个阶段患者也会表现为咳嗽。临床判断咳嗽原因还要配合其他辅助检查。关于中医对咳嗽的认识在《咳论》篇第三十八中有论述："黄帝问曰：肺之令人咳何也？岐伯对曰：五脏六腑皆令人咳，非独肺也。帝曰：愿闻其状？岐伯曰：皮毛者肺之合也。皮毛先受邪气，邪气以从其合也。其寒饮食入胃，从肺脉上至于肺，则肺寒，肺寒则外内合，邪因而客之，则为肺咳。五脏各以其时受病，非其时各传以与之。人与天地相参，故五脏各以治时，感于寒则受病，微则为咳，甚者为泄为痛。乘秋则肺先受邪，乘春则肝先受之，乘夏则心先受之，乘至阴则脾先受之，乘冬则肾先受之。"故临证应仔细洞察患者病因，综合辨证，在明确诊断前提下，中医治疗咳嗽有独特优势和良好效果。

二、喷嚏、流涕症状之临床辨析

学生：喷嚏、流涕症状临床如何辨析？

老师：喷嚏、流涕症状在耳鼻喉科临床中大多出现在鼻鼽患者身上。

通常情况下，正气亏虚的人，在气候变化急骤之时，由于人体的生理功能尚未能适应这种突然的变化，风邪就容易乘虚而入。此时，流涕和打喷嚏往往是人体正邪相争的一种外在表现。值得注意的是，部分老年患者流清涕、喷嚏现象减少，并非意味着他们的正气充足，反而可能是正气虚弱，无力与邪气抗争，因此症状表现相对减轻。

为了减少鼻鼽（即过敏性鼻炎）的发作，增强正气是至关重要的。在日常生活中，鼻鼽患者应当特别注重生活的调养。他们应当尽量避免接触过敏原，可以通过戴口罩、在鼻内放入棉球或者涂抹红霉素软膏等方法，来防止鼻黏膜与过敏原直接接触而引发症状。同时，患者还应避免过度劳累、熬夜及情绪激动，保证充足的睡眠时间。

正如《内经》所言："法于阴阳，和于术数，食饮有节，起居有常，不妄劳作……虚邪贼风避之有时，恬淡虚无，真气从之，精神内守，病安从来。"这句话强调了顺应自然规律、保持生活规律、避免过度劳累和情绪波动的重要性，同时也提醒我们要善于避开那些可能导致疾病的"虚邪贼风"。对于鼻鼽患者来说，遵循这些原则，将有助于增强正气，减少疾病的发作。

三、如何通过"万事万物皆藏病因"更好地辨证

学生：如何通过"万事万物皆藏病因"更好地辨证?

老师：《素问·移精变气论》曰："岐伯曰：治之极于一。黄帝曰：何谓一? 岐伯曰：一者因问而得之。帝曰：奈何? 岐伯曰：闭户塞牖，系之病者，数问其情，以从其意，得神者昌，失神者亡。"因"问"而得之，"数问其情"的目的在于全面把握患者患病的原因。人是极其复杂的综合体，万事万物都包含着病因，其与疾病有千丝万缕的联系。辩证唯物主义认为，没有绝对的偶然，所有偶然性都包含着必然性。人生病绝非偶然，从哲学角度分析，疾病是"果"，而"果"的形成经历了"籽"发芽、生长、成蕾、开花等一系列过程，环环相扣，任何一环偏差，都可能影响结果。人之患病亦然，其根源包括先天禀赋、性别、年龄、体质状况、生活习惯、居住环境、地域方位及风俗、饮食偏嗜、家庭关系、工作性质、社会地位、性格特点、

精神状态，包括世界观、价值观、人生观等，这一切看似无形的因素，决定着人在某一时期内的患病情况。

疾病在其发生、发展的过程中，内在基础是五脏间的生理、病理联系。因此，每一种疾病都是五脏相关的局部体现。人生活在复杂的自然环境、社会环境中，无时无刻不受到环境影响。居住环境、气候特点、饮食偏嗜、风俗习惯等决定了一个人的体质状况，也是疾病过程中的重要影响因素。环境可能以某些未知方式对各种疾病产生一定影响，这也正是"因地制宜"之内涵所在。这些内容往往在当下医疗行为中被忽视，医者看不到根源，目光局限在疾病本身，舍本逐末，又怎能药到病除？

四、"以患为师"对临证的重要指导意义

学生："以患为师"对临证有什么重要的指导意义呢？

老师："以患为师"思想，是继承中医思维，掌握中医辨证论治体系，发挥最佳疗效的内在要求；"以患为师"学术思想也是"三因制宜"的高度总结与深刻阐释。

学生：您能给我们具体说说到底什么是"以患为师"吗？

老师：汉代许慎《说文解字》对"患"有明确记载，"患，憂也。从心上貫叩，叩亦聲……胡毌切"；虽未收录"師"字头，但可参考"師"字的记载，"師，疎夷切，小司徒曰：五人爲伍……五旅爲師。師、眾也。京師者、大眾之稱。眾則必有主之者。《周禮》師氏注曰：師，教人以道者之稱也"。"以患为师"即抛弃固有思维模式，避免先入为主、主观臆断，勿为所学之一叶障目而不见证候之森林；更不可因所谓"门派"标新立异，特立独行，千篇一律。临证诊疗，应以患者具体情况作为指导治疗的标准，一切从患者实际体质、证候出发，谨遵中医辨证原则，充分考虑患者性格特点、居住环境、家庭关系、工作性质、精神因素等，具体问题具体分析，根据患者综合情况遣方用药，让患者指导治疗，此即"以患为师"。"以患为师"，并非标新立异，而是继承中医思维，掌握中医辨证论治体系，发挥最佳疗效的内在要求。"以患为师"是"三因制宜"的高度总结与深刻阐释。

学生： 如何把"以患为师"与因时制宜结合起来？

老师： 整体观念是中医理论的核心基础，它强调人与自然是一个不可分割的统一整体。这一观念首先体现在四时气候变化对人体健康与疾病的影响上，即中医所倡导的"因时制宜"。

《素问·金匮真言论》中详细阐述了四季气候变化与人体发病部位的对应关系："春气者，病在头；夏气者，病在脏；秋气者，病在肩背；冬气者，病在四肢。故春善病鼽衄（即鼻塞流涕、鼻出血），仲夏善病胸胁（即胸部和胁肋部疾病），长夏善病洞泄寒中（即严重的腹泻和脾胃虚寒），秋善病风疟（即疟疾，表现为寒战高热、出汗等症状），冬善病痹厥（即关节痹痛和四肢厥冷）。"

《素问·阴阳历别论》则进一步指出："故生因春，长因夏，收因秋，藏因冬。失常则天地四塞，其在人者，亦数之可数。"这意味着人体的生长收藏与四季的阴阳变化紧密相关，一旦失常，就会导致疾病的发生。

同时，《素问·六元正纪大论》也提出了"用寒远寒，用凉远凉，用温远温，用热远热，食宜同法"的用药原则。这意味着在治疗疾病时，应充分考虑气候条件，避免使用与季节气候相悖的药物，以免加重病情。同时，也强调了"有假者反常，反是者病，所谓时也"的观点，即有时看似与季节气候相符的病症，实则可能是假象，需要仔细辨别。

因此，在治疗疾病时，中医强调要充分考虑患者发病时的气候条件，把握人与自然的统一关系，并结合病人的体质状况，仔细斟酌药物的寒热温凉属性，以达到最佳的治疗效果。

此外，因时制宜还提示我们，在运用中医理论时，应充分认识和分析历史时期的差异，不可泥古不化，一成不变地沿用古人的观点。因为随着时代的变迁，人们的生活方式、饮食习惯及自然环境都发生了巨大的变化，这些因素都会对人体健康产生影响，因此在治疗疾病时也需要因时制宜，灵活运用中医理论。

如"风、寒、暑、湿、燥、火"之外感六淫，已沿用数千年，而现代社会空气污染严重，六淫已不能完全概括外邪，我们在临证之时，应充分考虑

"霾"对人的影响。

"肾开窍于耳"这一观点在中医理论中根深蒂固，甚至已经形成了思维定式。然而，追本溯源，我们发现《黄帝内经》对于耳鸣这一病症的认识，并不仅仅局限于肾脏，而是多次论述了其与脾、胃、肝、心、肺等多个脏腑的关系。

在《素问·六元正纪大论》中，有这样的描述："此厥阴司天……民病泣出耳鸣掉眩""木郁之发……甚则耳鸣眩转""少阳所至为喉痹，耳鸣呕涌。"这些条文都指出了耳鸣与其他脏腑的关联，尤其是与厥阴风木和少阳的关系。

同时，《素问·通评虚实论》也提到："头痛耳鸣，九窍不利，肠胃之所生也。"这里明确指出了耳鸣与肠胃的关系，进一步扩展了我们对耳鸣病因的认识。

在《灵枢·经筋》中，有这样的记载："手太阳之筋……应耳中鸣痛引颔，目瞑良久乃得视。"这进一步说明了耳鸣与手太阳经筋的关联。

此外，《素问·五常政大论》和《素问·至真要大论》也分别提到了耳鸣与脾胃和厥阴风木的密切关系。如《素问·五常政大论》所述："厥阴司天，风气下临，脾气上从，而土且隆，黄起……云物摇动，目转耳鸣。"这里指出了在厥阴司天的年份，风气盛行，脾气受到影响，从而可能导致耳鸣等症状的出现。而《素问·至真要大论》则提到："厥阴之胜，耳鸣头眩……胠胁气并，化而为热，小便黄赤……少腹痛，注下赤白，甚则呕吐，鬲咽不通。"这里进一步强调了厥阴风木过盛时，耳鸣等症状会相继出现，并描述了与之相关的其他脏腑症状。

值得注意的是，其中"脾气上从""土用革，体重肌肉萎，食减口爽""愦愦欲吐，胃鬲如寒"等症状，都源于厥阴风木的影响，这也进一步证实了耳鸣与脾胃之间的密切关系。

学生："以患为师"与因地制宜之间的关系是什么？

老师：《素问·异法方宜论》云："黄帝曰：医之治病也，一病而治各不同，皆愈，何也？岐伯对曰：地势使然也。……故治所以异而病皆愈者，得病之情，知治之大体也。"早在《黄帝内经》成书时代，人们就已经认识到地域环境对人的影响，各地自然环境、气候特点、饮食习惯相去甚远，导致各地人们体质截然不同。以患为师，必须充分考虑患者长期居住的地域特点，考虑昼夜、降雨、饮食等差异，以"五味入五脏""五方入五脏"等理论指导用药。

学生："以患为师"与因人制宜又是什么关系呢？

老师：因人制宜是中医诊疗思想的精髓，是辨证论治体系的核心要求。《素问·阴阳应象大论》云："年四十，而阴气自半也，起居衰矣。……年六十，阴痿，气大衰，九窍不利，下虚上实，涕泣俱出矣。"叶天士《临证指南医案》中有言："因女子以肝为先天。阴性凝结。易于怫郁。郁则气滞血亦滞。木病必妨土。故次重脾胃。"除年龄、性别之外，应考虑到每个人更深层次的德行、性格、情绪等差异。《黄帝内经》有言"人以天地之气生"，指人是自然界产物，自然界天地阴阳之气的运动变化与人体息息相关，因此人的生理活动、病理变化必然受诸如时令气候节律、地域环境等因素的影响。患者性别、年龄、体质、性格特点、居住环境、工作性质等个体差异，也对疾病发生、发展与转归存在一定影响。因而在临床治疗疾病过程中，应当对上述具体因素逐一做出相应分析，各有侧重，由此有针对性地制定出最适合的治疗方法，真正做到因时制宜、因地制宜和因人制宜。因此，"以患为师"学术思想与三因制宜高度统一，因时制宜和因地制宜即顺应大环境的自然变化，因人制宜即遵循个体本身发展势态之自然。"以患为师"也是治疗疾病必须遵循的一个基本原则。

学生："以患为师"是尊重患者的客观实际吗？

老师：你说得非常好。临证处判针药，不可先患者而为，以固有观念主观臆断。医者如君，治以君道，只有摒弃前识，"虚静无为"方能灵活运用各种治疗方法，应对临床上变化无常的疾病，以"辨证论治"之不变，应对临床病证之万变。如今之中医，多以西方医学疾病概念为依据，以方药与之对应，以至于重局部，轻整体；重方药，轻辨证；重疾病，轻患者。只重视"疾病"，而忽视得病的"人"，只注重患病局部，以固有思维处方用药，则疗效不佳。"以患为师"的精髓是一切从患者出发，通过望闻问切，洞察患病根源，具体问题具体分析，让患者作为老师，指导治疗，避免形成思维定式，不可将自己固有的疾病观念强加于患者身上，应当顺应自然规律，以患为师，则无不治。中医精髓在于辨证，而辨证对象是具体的患者，不为外在表象所乱，治病求本，准确辨证，才是疗效的保障。

学生："以患为师"也是中医思维的具体体现吗？

老师："以患为师"也是对医者中医思维上的要求。《后汉书·方术列传》中写道："郭玉者，广汉雒人也。……玉仁爱不矜，虽贫贱厮养，必尽其心力，而医疗贵人，时或不愈。帝乃令贵人羸服变处，一针即差。召玉诘问其状。对曰：医之为言意也。腠理至微，随气用巧，针石之间，毫芒即乖。神存于心手之际，可得解而不可得言也。夫贵者处尊高以临臣，臣怀怖慑以承之。其为疗也，有四难焉。自用意而不任臣，一难也；将身不谨，二难也；骨节不强，不能使药，三难也；好逸恶劳，四难也。针有分寸，时有破漏，重以恐惧之心，加以裁慎之志，臣意且犹不尽，何有于病哉！此其所为不愈也。"此乃"医者意也"的最早出处，后世对于"医者意也"的论述有较多发挥，而此处主要论述患者身份地位之不同造成医者心理上的差异。给位高权重之人看病，和给基层百姓看病，心态有所不同也许在所难免，但作为医者，应尽力做到一视同仁，不可受到患者身份地位的影响，不馋富，不骄贫。孙思邈在《大医精诚》中说："凡大医治病，必当安神定志，无欲无求，先发大慈恻隐之心，誓愿普救含灵之苦。若有疾厄来求救者，不得问其贵贱贫富，长幼妍媸，怨亲善友，华夷愚智，普同一等，皆如至亲之想，亦不得瞻前顾后，自虑吉凶，护惜身命。"医者亦须做到心中坦然，普同一等，才能不被自身心态所左右，才能确保临证治疗没有偏颇。另外，为医者，当以生命为重，不可在治病的同时考虑自身利益，若心术不正，以经济利益为先，必招致祸端。如《大医精诚》所言："医人不得恃己所长，专心经略财物，但作救苦之心，于冥运道中，自感多福者耳。又不得以彼富贵，处以珍贵之药，令彼难求，自炫功能，谅非忠恕之道。"君子爱财，取之有道。为医者，当以做好本职工作，为患者解除痛苦为首，心无旁骛，也是一种"以患为师"的境界。

学生:"以患为师"在临证中的具体应用是什么呢?

老师: 给你们说个病例吧,女性患者,21岁,山西人,主因情志及行为异常3年就诊,四诊:形体偏瘦,面暗焦躁,月经不调,急躁易怒,母女不和,三日小吵,五日大闹。每夜子时起身游荡,数分钟至半小时复睡,已有两年之久。发病初期即就诊治疗,效果不佳,舌质暗,边尖略红,左脉弦细、右脉弦滑。就诊节气:雨水。既往治疗多从心论治,从心肾不交论治,重镇安神、豁痰开窍为主。我的辨证:肝郁化火,魂魄失守。处方:丹栀逍遥散加郁金、玫瑰花、合欢花、合欢皮、益母草、丹参、龙骨、牡蛎。告诫其母,加强沟通。服3周后病未再发。

《素问·举痛论》云:"怒则气上,喜则气缓……九气不同,何病之生?岐伯曰:怒则气逆,甚则呕血及飧泄,故气上矣。喜则气和志达,荣卫通利,故气缓矣。……思则心有所存,神有所归,正气留而不行,故气结矣。"百病皆生于气,气随七情而易,陈无择在《三因极一病证方论》中指出:"七情,人之常性,动之则先自脏腑郁发,外形于肢体,为内所因。"古时尚且有七情内伤,现代社会,人们欲望更大,思虑更多,情志致病更应引起重视。现代人的情志,除了怒、喜、忧、思、悲、恐、惊之外,更多了"欲"与"郁",与《素问·上古天真论》中"恬淡虚无,真气从之,精神内守,病安从来……是以嗜欲不能劳其目,淫邪不能惑其心,愚智贤不肖不惧于物,故合于道。所以能年皆度百岁,而动作不衰者,以其德全不危也"所述之上古真人相去甚远。欲望太大而得不到满足,使人焦躁,久之而致气结,结而成郁,郁久成滞、成瘀,累及气血而致病。无形之气化有形之邪,是量变到质变的过程,不可忽视,更不可否认。这也是临证须综合考虑性格特点、家庭、精神、工作性质、社会地位等因素之原因所在。

《素问·征四失论》云:"不适贫富贵贱之居,坐之薄厚,形之寒温,不适饮食之宜……不先言此,卒持寸口,何病能中,妄言作名,为粗所穷,此治之四失也。"生活条件、饮食习惯、起居规律,乃至性格特点、精神状态等因素决定了一个人的体质状态,若不予考虑,仅按寸口,难以取得很好疗效。因此在临证过程中必须仔细观察,全面分析,准确判断客观证候,更要充分考虑其背后的主观因素，洞察患病根源，仔细分析主观病因与客观病因的联系，从无形之"气"把握有形之"证"。无患则无医，无患则何谈治？医者应对患者时应怀着感恩之心，以患为师，尊重患者，以诚相待，设身处地为患者考虑，为患者着想，给患者一种人文关怀，以赢得患者信任。此即现代医学所谓"人文关怀""心理治疗"，让其放下心中防备，才能尽可能地收集到有用信息。这种心理关怀本身也是一种治疗，既能更好地发挥治疗作用，也是当下在医患关系中对医生最大的保护。正如《大医精诚》所述："见彼苦恼，若己有之，深心凄怆，……一心赴救，无作功夫形迹之心。如此可为苍生大医，反此则是含灵巨贼。……所以尔者，夫一人向隅，满堂不乐，而况病人苦楚，不离斯须，而医者安然欢娱，傲然自得，兹乃人神之所共耻，至人之所不为，斯盖医之本意也。"

五、性格与德行的重要意义

学生：老师，您十分重视疾病病因中的无形因素，那么性格与德行也是影响医生判断的一个重要方面吗？

老师：现代医学对性格与疾病关系的认识正在逐步加深。现已认识到性格因素与许多疾病，如高血压病、冠心病、溃疡病、皮肤病等有一定相关性。中医亦认为"五德入五脏"，五德即"仁、义、礼、智、信"，德行不同之人易患疾病类型也有不同倾向。在临床通过对患者个性心理和相关疾病的大量研究发现，溃疡病、哮喘病并不是单纯的躯体疾病，其发病和转归预后都与患者特定的个性特征有关系，如哮喘患者多缺乏主见，易出现愤怒和恐惧情绪，缺乏自信，易受暗示；溃疡病患者往往具有消极的情绪，容易产生自我失败感和孤独感，形成紧张、缺乏自信、孤僻好静、思虑过度、压抑、情绪极易波动等性格特征。因为有复杂的精神活动，人类每个个体都表现出独一无二的性格特点，也就形成人与人之间的巨大差异。性格对人机体的影响不可小视，可使一个人长期处在某种特定心理状态，影响着人的情绪倾向，形成了人面对疾病时乐观积极或是悲观消极的心态。因此在临证过程中，准确把握患者的性格特点至关重要。相同疾病，在不同性格患者身上，其症状表现、预后往往存在巨大差异，重视其差异，给予最适治疗方案，也是中医辨证论治的内在要求。

在社会生活中，经济地位、收入分配、社会地位、性取向、环境因素等也是导致道德创伤的根源，可能引起人的心理失衡，造成疾病。道德作为一种社会意识，是人类的精神活动，有对物质世界的能动性，物质包括以生物化学物质为基本结构的组织器官和整个躯体（肉体），因此，伦理道德与心身疾病和神经症有密切相关性。人之所以为人，首先在于人的道德性，"仁者，人也，合而言之，道也"。人类在努力摆脱兽性、增加人性的过程中，不断实现自我的完善，从而使社会的文明得到发展。人类不断努力超越自我，提高道德水平和觉悟，是人类自我觉醒和生存状态不断提高的表现。个人的情境定义不同会产生不同的心理状态，负性情绪转变为正性情绪时，认知是中介，个人的主观感觉则被自身的道德价值观念所影响。道德认知的创伤主要表现为行为定向的失衡和道德自我的沦丧，而道德意志的创伤表现为自由度和自制力的丧失。道德创伤是由于违背自我道德价值和道德信仰而产生的，违背道德准则的事件会造成心理上的道德创伤（内疚、羞愧、背叛、违背道德价值观、意义丧失，令人难以得到原谅、失去信任、自我谴责）和精神上的道德创伤（信仰的冲突与丧失），进而产生临床结果，表现为创伤后应激障碍症状、情绪低落、焦虑、滥用药物、人际关系出现问题、痛苦、生理缺陷。在临证过程中，准确把握患者的性格特点至关重要。建立中医思维，重视其差异，给予最适治疗方案，也是中医辨证论治的内在要求。

所以不同性格特征的人易患疾病类型有不同倾向，相同疾病在不同性格患者身上，其症状表现、预后往往存在巨大差异。临证时经常遇到一些患者"负面思维"严重，看人、看事、看社会时，因处处不如己意而郁闷或焦虑，导致肝气不舒，日久成疾。这类患者虽然可以通过交流及辨证用药减轻症状，但真正要得到治愈还须其提高个人修养而非医药所及。所以中医辨证论治的内在要求就是根据个体差异，给予患者最适治疗方案。

第五章　治疗特色

一、如何理解用药如钥，主客相合

学生：如何理解"用药如钥，主客相合"？

老师：在当代中医领域，随着专业分科的细化，一些中医从业者往往只关注自己专业范围内的病症，而忽视了中医整体观念和辨证施治的原则。他们往往只见到病症的表面现象，就急于运用技术手段进行治疗，如同通过管子看豹，只见一斑，不见全豹。他们治疗疾病时，如同望瘿除瘿（指看到瘿瘤就割除）、望瘰祛瘰（指看到瘰疬就消除），却不深入探究疾病的根本原因。这种做法，虽然看似技术精湛，实则如同坐井观天，难以把握疾病的整体情况。

更为严重的是，一些中医从业者甚至试图用西医的理论来解释中医，用现代的标准来衡量古代的智慧，这种做法如同以偏概全，一叶障目。他们执着于自己的偏见，忽视了中医的博大精深和灵活多变。

然而，中医认为疾病的发生有两个主要原因：一是客因，二是主因。客因包括病症、病位、病因、病机，它们如同树上的果实，是疾病的外在表现。而主因则包括禀赋、德行、好恶、天时、地利等因素，它们如同树的种子，决定了疾病的发生与否。种子可能结成果实，也可能不结成果实，这取决于各种条件的综合作用。

在我看来，万物都蕴含着病因，关键在于我们能否领悟其中的奥秘。能够领悟的人，用药就如同用钥匙开锁，能够直达病所，药到病除。而不能领悟的人，用药就如同用锤子砸锁，不仅无法解决问题，还可能造成更大的伤害。

因此，在临床实践中，我们应该避免惯性思维、主观自负、墨守成规、性格偏执及特立独行等不良倾向。我们应该深入探究疾病的因果关系，仔细审查病证的表里虚实，从而制定出最符合患者病情的治疗方案。同时，我们还应该让患者参与到治疗过程中来，让他们"指导"我们看病，这样我们才能更好地了解患者的感受和需求，从而提供更加个性化的医疗服务。

二、"无为而治"及临床意义

学生：何谓"无为而治"？

老师："无为而治"思想是医德、医术密不可分的组成部分。首先提出"无为"思想的是道家创始人老子。老子所主张的"无为而治"，主要是指顺应自然，"辅万物之自然而不敢为"，反对的是主观妄为。《淮南子》对老子的无为思想做了较为全面系统的总结及阐发。书中提出"不先物为"，即不要在事物没有来之前就主观妄为；"因物之所为"，即因循万物的自然成长（"顺物之情也"）。既往"无为而治"观点被广泛应用于管理、教育领域，刘老师首先提出"无为而治"思想贯穿中医理论始终，并诠释了思想在医德、医术两个方面的深刻体现。

学生：从医德、医术两方面来说，怎么理解"无为而治"？

老师：为治病救人，为学术研究，为继往开来，勤勤恳恳、孜孜不倦。从医术上说，辨证、用药应遵循环境、人体客观规律，无为则无不治。人的疾病产生，是人体内正气与邪气相互斗争，正不胜邪致使阴阳失去平衡的结果。无为而治是顺其自然，不是说任其发展，不加以干预，而是按照常法，导引其按照自然规律发展，从而达到阴阳平衡，使其病愈。内外致病因素作用于人体，随个体差异表现出不同的病理状态，遵循"无为"思想，也就是遵循顺应人体、顺应环境、顺应自然规律法则，辨析疾病内在病变的外在局部表现，把握疾病整体本质，获得辨证结论。这样既符合中医临床整体辨证思维，又能反映病证的多样性、个体性，并可使复杂证候简约化，可执简驭繁，对提高现代临床诊治水平有着重要意义。

学生：刘老师提出的中医"无为而治"学术思想，在临证治疗中自成一体。老师为临证诊疗，为中医传承殚精竭虑，倾尽全力。正如《淮南子》所说，实行"无为而治"的得道者，皆"劳形尽虑""为民兴利除害"，一时一刻都没有松懈。我们理解所谓的"无为而治"，有"辅万物之自然而不敢为"之义，主要是指顺应自然。自然无为的"天道观"是无为而治的理论基础；"道生之，德畜之"的德性论是无为而治的人性前提；无私无欲的"圣人"是无为而治的关键因素。体现于中医临床上，则顺应自然规律、遵循天人合一原则是辨证论治的理论基础，而高尚医德是为医者的前提。

老师：医德中的"无为而治"，可见于《淮南子·修务训》中所说的"若吾所谓无为者，私志不得入公道，嗜欲不得枉正术，循理而举事，因资而立功，权自然之势，而曲故不得容者，事成而身弗伐，功立而名弗有。非谓其感而不应，迫而不动者"。

学生："无为"的含义是什么？

老师："无为"的含义包括：一是要抛弃私心贪欲，不得让私心进公道，使贪欲歪曲正道；二是要按照事物客观的规律（"理"）来办事，凭借事物本有的资质和特性来发挥功效和推究事物自然发展的趋势，使得巧诈（"曲故"）没有容身之地；三是要做到事成而不骄傲、夸耀，功成名就而不据为己有。医者要以自己的医疗行为诠释"无为而治"在医德中的具体体现。

学生：刘老师，我们对您关于"无为而治"的学生思想进行了如下总结：

1. 医者仁心，仁爱，以患者为先，站在患者的角度考虑问题。与其他行业有区别，患者并非单纯的"衣食父母"。

2. 对工作认真负责的基础上，看病可长久，可有发展。在工作的同时深入学习，提高对自己行业的兴趣。工作中立足于患者，强调"患者才是真正的老师"。

3. 对患者人文关怀的重要性。人文关怀的本意是要求人的个性解放和自由平等，尊重人的理性思考，关怀人的精神生活等。而医学兼有自然科学和人文社会科学双重属性。医疗服务体现人文关怀是高质量医疗服务和医学模式转换的必然要求，医学人文关怀是指在医护过程中除了为患者提供必需的诊疗技术服务之外，还要为患者提供精神的、文化的、情感的服务，以满足患者的健康需求。

4.学为人师，行为世范。刘老师认为，多学习才可为人师，不断学习才能不断提高，前提是有兴趣，也应该学习各种技能，不仅读医书，应广泛学习，目的是开拓临床思路。他强调"各门相通，唯做医最难"。

5.承上启下，教授无保留。不怕人学，而怕人不学。教学无保密之说。目的是治病救人，医者应无国界、无门派之见。希望更多患者受益，不可仅守一技之长。

6.学有所用。在实战中积累经验，主要包括基础理论、临床技能。临床优势体现在有效性及时效性。

7.学习以治病救人为目的，不为金钱、名利。

学生：何为医术中的"无为而治"？

老师：《淮南子·原道训》中说："所谓无为者，不先物为也。所谓无不为者，因物之所为。所谓无治者，不易自然也。所谓无不治者，因物之相然也。""不先物为"即不要在事物没有来之前就主观妄为，这也就是老子反对的所谓"前识"，即无根据臆测。"因物之所为"，即是因循万物的自然成长（"顺物之情也"）。"不易自然"，即不改变、不违背自然本性。"因物之相然"，即遵循事物的固有法则。

学生：刘老师将"无为而治"的思想，演绎论证并用于中医临床，是要我们在学习、工作中不可人云亦云，应潜心探索，切实实践，并做到实事求是；中医临证不可固守成规，应注意当今社会、环境变化对人身体及心理的影响；对待疾病不可墨守自己的固定思维模式，应顺应患者和疾病的发生发展的规律，辨证、立法、用药。

学生：如果医者对于患者是"医者父母"的话，那么对于临证立法用药就是"医者如君"吗？

老师：《淮南子》提出的"君道园（圆），臣道方"，也就是先秦黄老之学的"君道无为，臣道有为"。《淮南子·主术训》说："主道园（圆）者，运转而无端，化育如神，虚无因循，常后而不先也。臣道方者，运转而无方，论是而处当，为事先倡，守职分明，以立成功也。"君主之道是圆的，运转起来没有起点，它是圆满的、全局的，虚心因循万物，随顺着万物发展。臣子之道则是方的，运转起来没有自己的方向，只是按照正确的方式处事，明确地坚守着自己份内的职责以建立功业。医者临证，应当通观全局，虚无其心，因循自然变化，随顺患者体质，实行无为而治如君；而医者所用技巧如辨证、选方、用药皆可为臣，即医者遵循自然规律，恰当地调动和发挥中医理法方药的作用，最终以达到"无为而无不治"的效果。

1. 辨证论治应顺应患者性别、年龄、精神面貌、体态表情、言语声音、工作环境及体质、性格特点等综合信息。不可忽视社会与人和疾病之间的关系。

2. 患病个体不是独立的，家庭、工作场所是小环境，生活地域和自然环境为大环境。治病既要分析疾病表现，也要仔细捕捉与疾病相关的所有信息。打个比方，患者就像一把锈锁，医者只有找到正确的钥匙，才能使用处方中药开启这把锁。

3. "无法悟天"才是中医传承的理想效果。

4. 开药无个人好恶和偏见，患者是指导辨证立法的依据，处方用药不可仅守个人思维模式，应完全让患者"指导"用药。

学生：刘老师"无为而治"学术观点使我在临床工作中开阔眼界，加深了对中医内涵的理解，激发临证思路，提高临床疗效。老师您以"中正人和""顺其自然"概括中医思想和治疗理念，提醒我无论从事什么专科，都要有中医的大局观、整体观。无论中医诊断、治疗疾病，还是中医预防和养生保健上都需要从顺应自然规律观念出发，才能达到预期的效果。在临床实践过程中，对不同专业、不同年资的医师而言，虽然在二级分科领域不同，但中医学强调的是整体，所以各个学科、不同疾病都有直接或间接相关性，故任何专业、学科不可能孤立存在。在临床实践中把握好"病与人"规律这个主线，从疾病表象深入分析患者特质，不以个人固定思维为准则，即"无为而治"内涵所在。

学生：刘老师您常说的"无为而治"对临证有什么重要的指导意义呢？

老师："无为而治"，是老子在《道德经》中提出治理社会的最高境界："不尚贤，使民不争；不贵难得之货，使民不为盗；不见可欲，使民心不乱。是以圣人之治，虚其心，实其腹，弱其志，强其骨……为无为，则无不治。"刘大新老师认为，无为而治是道家治国指导思想，无为而无不为，是顺应自然的大智慧，对中医临证诊疗也具有很大指导意义。《道德经》第三十七章中说："道常无为而无不为。"第七十三章中有"天之道，不争而善胜"。可见老子"无为"并不是"没有作为"，而是为了"有所作为"。刘大新老师认为老子"无为"思想蕴含以下三种主要内涵：首先是顺应自然，顺势而为；其次为少私寡欲，适度而为；最后，不妄为，不乱作为。而中医学的天人合一、保全真气、适度治疗等原则，与无为内涵在某种程度上有着一定相似之处。

学生：刘老师您常说的"无为而治"到底是"为"还是"不为"呢？

老师："无为"并非消极地"不作为"，而是顺其自然地"不刻意为"。《道德经》第四十二章写道："道生一，一生二，二生三，三生万物。"老子认为，道化生和养育了天地万物，其中包括人。所以人应取法天道，顺应自然，从哲学层面来说即认识客观事物，认识客观规律，掌握客观规律，利用客观规律。如《道德经》第二十五章"人法地，地法天，天法道，道法自然""辅万物之自然而不敢为""所谓无为者，不先物为也；所谓无不为者，因物之所为"。所谓无为，是在"物"之前不为，即不可先入为主，以自己固有观念无根据地臆测妄为。所谓无不为，是要根据具体的"物"而为，以"物"为指导，具体问题具体分析，才能避免机械的"经验主义"，从而达到"无不为"。所谓无治，是不改变事物的自然规律，即顺应其发展规律而治，尊重事物固有属性、规律，才能做到无不治。

学生：我理解"无为而治"其实就是尊重客观事实，您说对吗？

老师：在临证时，医生在施行针灸和药物等治疗方法时，绝不能先于患者的主观意愿和病情实际，而凭借固有的观念进行主观臆断。医者如同君主，应以君道治理疾病，这要求我们必须摒弃先入为主的偏见，保持虚静无为的心态，方能灵活运用各种治疗方法，以应对临床上变化无常的疾病。

"辨证论治"是中医的核心原则，它要求我们以不变之法则应对临床病证之万变。然而，如今的中医界却普遍存在一些问题。许多医生过于依赖西方医学的疾病概念，并以此为依据来选用方药，这导致他们往往重视局部而忽视整体，重视方药而忽视辨证，重视疾病而忽视患者本身。这种只关注"疾病"而忽视得病的"人"的做法，以及只注重患病局部并以固有思维处方用药的方式，往往导致疗效不佳。

"无为而治"的精髓在于一切从患者出发。医生应通过望闻问切等中医诊断方法，深入洞察患者的患病根源，具体问题具体分析，让患者成为治疗的指导者。我们应避免形成思维定式，不可将自己固有的疾病观念强加于患者身上。相反，我们应当顺应自然规律，采取无为而治的态度，这样就没有什么疾病是不能治疗的。

中医的精髓在于辨证施治，而辨证的对象是具体的患者。正如李中梓在《医宗必读·肾为先天本脾为后天本论》中所引用的王应震的话："见痰休治痰，见血休治血，无汗不发汗，有热莫攻热，喘生毋耗气，精遗勿涩泄，明得个中趣，方是医中杰。"这句话告诉我们，不要被外在的表象所迷惑，而应治病求本，准确辨证，这才是疗效的保障。中医在治疗疾病时，应始终坚持以患者为中心，摒弃固有观念，灵活运用各种治疗方法，注重整体与局部的平衡，以及辨证施治的重要性。只有这样，才能真正达到治疗疾病、恢复健康的目的。

学生：那我们临床如何把握"无为而治"的度呢？

老师：无为而治，不可主观妄为，亦不可"过为"。"中庸"，是中国哲学的核心，世间万物皆有度，不可过，治病亦然。《素问·六元正纪大论》云："大积大聚，其可犯也，衰其大半而止，过者死。"某些情况下"无为"地"不治疗"，也许比"积极治疗"预后更好。这便是《汉书·艺文志》方技略中所谓："有病不治，常得中医。"《素问·五常政大论》载："帝曰：有毒无毒，服有约乎？岐伯曰：病有久新，方有大小，有毒无毒，固宜常制矣。大毒治病，十去其六……无毒治病，十去其九。谷肉果菜，食养尽之，无使过之，伤其正也。……无盛盛，无虚虚，而遗人夭殃，无致邪，无失正，绝人长命。"

学生：我们是不是建议患者对待疾病也要"无为而治"呢？

老师：应把"无为"心态传递给患者。何谓无为？面对疾病应顺其自然，不过度关注自身疾病，淡泊心态才有利于疾病治愈。《素问·宝命全形论》中说"凡刺之真，必先治神，五脏已定，九候已备，后乃存针。"自古以来，中医对患者情志就给予了极大的重视，"治神"也是治病的最高境界。人体是复杂的，我们对自身的认识是在不断完善中，在任何疾病发展过程中，精神因素都或多或少地对人体产生着影响，甚至是主导因素。这就要求医者重视对患者的心理疏导，让患者"无为"，指导患者保持正确的生活方式，减轻心理压力，达到心态平和，心理治疗在整个治疗中发挥着举足轻重的作用。患者复杂的情绪、心理因素伴随着疾病的始终，也伴随着人的一生，充分考虑心理因素对身体的影响，并给予相应的心理治疗，是一个医生应具备的基本素质。即《素问·上古天真论》所谓"恬淡虚无，真气从之，精神内守，病安从来"。

学生：如何理解"无为而治"与三因制宜的关系呢？

老师：《黄帝内经》有言"人以天地之气生，四时之法成"，人是有自然属性的，是自然界产物之一，受自然界影响，天地阴阳之气的运动变化与人体息息相关，因此人生理活动、病理变化必然受气候、节律、地域、环境等因素影响。包括患者性别、年龄、体质、性格特点、居住环境、工作性质等在内的个体因素，无一不对其疾病发生、发展、转归及预后存在影响。正因如此，在治疗疾病时，重视询问上述这些具体因素并根据具体情况做出分析，有所侧重，区别对待，由此制定出最适宜的治疗方法，努力做到所谓因时制宜、因地制宜、因人制宜。"无为而治"与三因制宜高度统一，因时制宜和因地制宜即顺应大环境的自然变化，因人制宜即因循个体本身发展势态之自然。"无为而治"与三因制宜同是治疗疾病必须遵循的基本原则。

学生："无为而治"应该是中医思维的具体体现吧？

老师："无为"是对医者中医思维上的重要要求。这一理念在《后汉书·方术列传》中得到了体现，其中记载了郭玉的故事。郭玉是广汉雒人，他在为皇帝看病时，有时无法治愈。皇帝为了测试他，让贵人换上普通人的衣服，郭玉一针就治好了她的病。当被问及原因时，郭玉说："医之为言意也……神存于心手之际，可得解而不可得言也……针有分寸，时有破漏，重以恐惧之心，加以裁慎之志，臣意且犹不尽，何有于病哉！此其所为不愈也。"这是"医者意也"这一说法的最早出处。郭玉的话揭示了医者在治疗过程中，除了技术因素外，还受到心理因素的影响，尤其是患者的身份地位对医者心态的影响。

后世对"医者意也"的论述有很多，但此处主要关注的是患者身份地位对医者心理上的影响。在为位高权重之人看病时，医者可能会因为紧张或谨慎过度而影响治疗效果；而在为基层百姓看病时，医者又可能因为轻视或不够重视而降低疗效。然而，作为医者，应该尽力做到一视同仁，不受患者身份地位的影响，既不诌媚富人，也不轻视穷人。

孙思邈在《大医精诚》中进一步阐述了医者的无为境界。他说："凡大医治病，必当安神定志，无欲无求，先发大慈恻隐之心，誓愿普救含灵之苦。……皆如至亲之想，亦不得瞻前顾后，自虑吉凶，护惜身命。"这意味着医者在治疗时应该保持内心的平静和专注，不被外界因素所干扰，将患者视为至亲之人，全心全意地为他们治疗。只有这样，医者才能不被自身心态所左右，确保临证治疗没有偏颇。

此外，孙思邈还强调医者在治疗过程中应该以生命为重，不可考虑自身利益。如果医者心术不正，以经济利益为先，必然会招致祸端。他在《大医精诚》中说："医人不得恃己所长，专心经略财物，……又不得以彼富贵，处以珍贵之药，令彼难求，自炫功能，谅非忠恕之道。"这意味着医者应该坚守职业道德，以患者的健康为重，而不是利用自己的医术来谋取私利。

三、逍遥散治疗耳鼻喉疾病的意义

学生：运用逍遥散治疗耳鼻喉疾病的意义是什么？

老师：因为"欲""郁"导致疾病现象日益严重，所以肝郁脾虚证患者居多，逍遥散运用就多了起来。欲望过度主要表现在两个方面：一是对名利追求过度而没有得到满足，或人生经历大起大落，大喜大悲，乍富乍贫等，于是产生忿忿不平、焦虑怨恨、烦躁不安、恐惧不宁等不良情绪，日久气血逆乱而生郁；二是过度享受性欲而纵欲，日久精气耗伤，气血运行不畅而成郁。社会变迁对人类身体的影响，一个人或家庭在社会中大起大落、大喜大悲、大恩大怨、大富大贫等诸多变化，均是疾病产生的重要因素。当社会环境仅以权利、名誉、地位和财富来衡量一个人的价值时，人们的欲望会普遍过高，而能够达到心理预期的人总是少数，于是抱怨、不平、过激、愤怒、焦虑、郁闷等情绪普遍存在，当这些负面情绪主导一个人思想时，脏腑经络不能保持阴阳平衡、阴平阳秘，长期处于不顺畅、不通达状态，以致欲过不达而成郁，久郁阻滞而成结，最终导致疾病发生。

无论物质之欲还是淫欲之欲，一时欲念一般不会造成脏腑功能受损，但欲念一久，嗔心内生，愤怒，怨恨，看不惯社会，看不惯周围人，看不惯任何事情，感到做什么都不自在。呈现于患者外在，即可见满脸愤怒表情或过激语言动作，目光阴险、奸诈或是恐怖，此为欲已化郁之象。嗔心严重甚至会让人失去理智，无法控制自己的情绪，则闻之言语声强，口出粗言，忿忿不平，此为肝郁化火，怒火中填。医者临证此类患者，不可只辨其病不虑其因，而要见其病，探其因，三分治病，七分治心。《黄帝内经》云："百病生于气也。"此处所指的"气"，是欲郁致病所产生的人体气机逆乱。在欲郁致病过程中，负面情绪不断上升，烦躁、抑郁、焦虑、恐惧等都会生"气"，表现为无名火旺，无理取闹，脾气暴躁，情绪失控，欲望得不到满足，日久化郁又不能释放。抑郁症如今已成为最为常见的病症。女性患抑郁症比例更高，特别是在经期前后、产后、更年期等特殊时间，这与女性在此期间容易阴阳失调、需要被关爱照顾的欲望增强有关。此时如得不到身边人群如爱人、恋人、家人、同学、同事的理解，便可因欲生郁。亦有因精神创伤如亲人亡故、婚姻变故、事业失败等所致抑郁症的情况。

欲久生郁影响脏腑正常机能，尤其是对肝、胆、心、脾影响突出。所以治疗欲郁致病时要充分分析病情，细辨证候，审查病机，以脏腑辨证为基础施行辨证论治。

肝是阴中之阳，又称厥阴。肝喜条达，恶抑郁，主升发，主藏魂。其功能主疏泄、主藏血、主筋，其华在爪，开窍于目，与胆相表里。欲郁所致肝脏受累主要在于条达、疏泄，亦可影响藏血、主筋等功能。疏泄有"舒畅""疏通""条达"之意。肝疏泄功能正常则气机条达，升降有常，气血顺畅，脏腑功能及经络运行正常。如肝失疏泄，则导致肝气郁结，气机不畅，出现胸胁、双乳或小腹胀满疼痛不适。肝脾不和，脾失健运则见脘腹痞满、食欲不振、纳谷不化等脾胃功能障碍。肝郁气滞，气滞则血瘀，妇女可见月经不畅、痛经、闭经、经血色暗及血块等。肝气郁结，气机不畅，还可致痰浊内生、水湿停留，甚至出现肿块、痰核等。若肝气上逆，升发太过则会出现头晕目胀、耳鸣耳聋等。肝气横逆犯脾、脾胃失调可见食欲不振、嗳气吞酸、脘腹痞满、便秘不爽等。肝属木，喜条达，恶抑郁，此与欲郁致病尤其相关。《素问·举痛论》中"百病生于气也"就是强调肝为情志所伤而影响气机调畅。所以肝正常疏泄则气机调畅，气血调和，人的心情舒畅，情绪稳定。若肝郁不舒，气机不畅，则见精神抑郁，闷闷不乐，抑郁日久，阻遏气机，肝火上扰，则心烦易怒，情绪容易激动。肝与胆互为表里，若肝失疏泄，胆道不利，则见胁痛、口苦、食少、反酸、呃逆或呕吐等。凡欲郁致病多可见上述之症。

心为阳脏而主阳气。心与欲郁致病相关的功能主要在于心主神志。心藏神，神是生命活动的外在表现形式，是人对周围事物的认知和反应，主要有思维、意识、精神。人的形象及面色、眼神、言语、反应等无不包含在神的范围。心为五脏之君，五脏六腑在心的统领下才能协调正常的生命活动。心在志为喜，指心与精神情志相关。喜是人对外界良性信息的反应，如喜欢、喜悦、喜爱等。这些正常心理活动有益于心的生理功能正常发挥。但是过度的喜，如狂喜、惊喜、过喜又可使心神受伤。从心主神志功能分析，君主之官必须中正，太过或不及均会失态，心主神功能过亢则见喜笑不止，心主神功能不及则易生悲哀。心主神志还主血脉，两者相互依存。血脉及血液是神志活动的物质基础。心血充盛，心神得养，神志活动正常则神志清晰，思考分析周密，思维反应迅速，精神不萎靡不亢奋，能与生存环境相适应。若心主神志功能失调，可出现精神、思维、意识、认知等异常；若心血不足，则心神失养，可见失眠、多梦、健忘、烦躁、焦虑、头晕耳鸣等；如心火旺盛，扰动心神，则表现为烦躁、神昏谵语，甚至昏迷等重度热证；如心火炼液成痰，则可痰迷心窍，见狂躁不安、哭笑无常、登高而歌、弃衣而行等严重精神障碍。欲郁致病所见多限于心神失养，而极少见痰迷心窍者。

脾属至阴之脏，为后天之本。欲郁致病与脾的关系，主要在于思虑伤脾及肝郁气滞，横逆犯脾，造成脾的功能障碍。脾主运化，将水谷化为精微，并将精微物质转输至四肢百骸，对营养物质消化、吸收和输送起着重要作用。脾为阴脏，最易被湿邪所困。脾虚亦可内生寒湿，寒湿困脾则影响其运化功能。因脾性喜燥恶湿，寒湿内盛，阻碍脾气及脾阳功能，则纳呆腹胀，食少便溏；脾失健运而不升，胃失调和而不降，则胃气上逆泛酸呃逆，咽喉不适；阴寒内盛表现为口淡不渴；湿浊内停，阻遏气机，则四肢沉重；脾虚清阳之气不升，空窍失养则头昏头晕、耳鸣耳聋、耳胀耳闷；阳虚与阴湿相互影响，加重脾虚以致水湿停留，可见肢体浮肿，大便溏泄，小便短少。

欲郁致病的轻重与病因、病程、病情有关，其病机转化主要与上述脏腑相关，但是与其他脏腑亦有不同程度的关联。临证时应察、思、析、辨患者综合信息，方可正确辨证，达到好的治疗结果。

临床上有因郁致病与因病致郁两种情况，虽然二者有所区别，但在疾病的发生中常相互影响，相互转化，故临床上分清因郁所致还是因病所致，对治疗疾病起着很重要的作用。随着现代生活节奏的加快，人们工作、生活上面对的压力也越来越大，因此处于郁证状态的人群数量也在不断增加，对"因郁致病"及"因病致郁"的分析，有助于临证者分清疾病的病因，从而采取合理的治疗方法，发挥中医中药及心理治疗的作用，对提高临床治疗疗效，促进医学模式向生物 – 心理 – 社会医学模式转变，有着重要的意义。

四、治疗疾病的关键——调和脾胃

学生：调节脾胃功能是治疗疾病的关键吗？

老师：重视脾胃功能在疾病发生发展中起到关键作用，《四圣心源》指出:"脾胃者,四脏之母,母气亏败,四子失养。脉见真脏,则人死焉,故四脏之脉,必以胃气为本。"李东垣也认为劳倦则脾先病,脾胃内伤,百病由生。"脾为后天之本,气血津液生化之源",脾主运化,脾气通过自身的生理功能的正常运转将饮食水谷转化为水谷精微,通过运化食物与运化水液两个方面的功能把水谷精微和津液转输到全身其他各个脏腑。如果脾的功能受到损害,不能正常运化水谷和水液,升清功能下降,精微物质和水液就无法到达人体的头面咽喉部。正所谓"九窍者,五脏主之,五脏皆得胃气,乃能通利";《脾胃论·脾胃盛衰论》云:"饮食入胃,先行阳道,而阳气升浮也。浮者,阳气散满皮毛;升者,充塞头顶,则九窍通利也。"此段论述脾胃盛衰和九窍功能关系,九窍就包括耳窍,由胃吸收的营养物质先输布心肺上焦阳道,阳气升浮布散于皮毛,则四肢轻健;轻清阳气升达头顶,则耳窍通利。再如《脾胃论·气运衰旺图说》云:"脾胃乃元气之本,脏腑经络之源,脾胃强健,水谷得化,精微四布,元气充沛,脏腑经络有所濡养,则精、气、神皆出,九窍通利也。"所以五官科疾病应重视对脾胃的治疗。

"夫脾胃不足,皆为血病,是阳气不足,阴气有余,故九窍不通。诸阳气根于阴血中,阴血受火邪则阴盛,阴盛则上乘阳分,而阳道不行,无生发升腾之气也。夫阳气走空窍者也,阴气附形质者也,如阴气附于土,阳气升于天,则各安其分也。"脾胃亏虚,清阳不升,浊阴上逆清窍,发为鼻塞、耳胀诸症。故治疗耳鼻喉相关疾病,应视调和脾胃为关键所在。

吾临床接诊患者中,最为常见病机为脾气不足,水谷精微不能上承。而导致疾病的原因多在于先天不足、劳倦思虑伤脾、肝郁脾虚、脾虚湿滞等,治疗多以调理中焦为主法,并随证论治,收效甚佳。

第六章　疾病认识

一、不是所有咽异物感都是梅核气

学生：不是所有咽异物感都是梅核气？

老师：咽部异物感是咽部常见的一个症状，多种科室的疾病都可能引发这一症状。然而，在治疗过程中，我们有时会陷入一个误区，即只要出现咽部异物感，就简单地将其诊断为梅核气。但从专科的角度来看，我们需要更细致地分析咽部异物感所形成的原因。

在古代文献中，虽然仅有梅核气的症状描述，但不可将所有伴有相关症状的情况都归为梅核气。我们应该进行更具体、系统的分类和诊断，并对各系统可能出现的相关症状进行全面观察，这包括中医和西医两个方面的考量。咽部异物感与近端器官、远端脏腑及多种急慢性疾病都有紧密的联系。因此，如果仅仅将其与情志因素相联系，可能会贻误病情。

梅核气，又名梅核、梅核风、回食丹等，其特征是咽喉有异物感，如同梅核梗阻，咯之不出，咽之不下，且症状时发时止。在诊断时，还需要排除咽喉及邻近器官的病变，该病多发于中年女性。

关于梅核气的最早描述，可见于《金匮要略·妇人杂病脉证并治》中的"妇人咽中如有炙脔"。而梅核气这一病名，则始见于明代的《赤水玄珠》卷三。书中记载："生生子曰：梅核气者，喉中介介如梗状。又曰：痰结块在喉间，吐之不出，咽之不下者是也。"此外，《金匮要略》还提到："妇人咽中如有炙脔，半夏厚朴汤主之。"

宋代的《仁斋直指方》也对梅核气进行了描述："梅核气者，窒碍于咽喉之间，咯之不出，咽之不下，如梅核之状者是也……始因恚怒太过，积热蕴隆，乃成历痰郁结，致有斯疾耳。"

梅核气发病前，往往有较明显的情志因素。七情郁结，肝失条达，气机不和，会导致聚湿生痰，痰气交结，上逆咽喉而致病。或者平素脾胃虚弱，饮食不节，损伤脾胃，脾运失健，水湿内停，也会聚湿生痰，土壅木郁，肝气郁结，痰气交阻于咽喉而发病。其总的病机是肝郁、脾虚、痰凝。

在临床上，梅核气多见一些虚实寒热夹杂的表现。例如，痰气郁结日久可化热，必伤及阴血；肝气郁结血行不畅，亦可兼瘀血。

咽部的神经分布极为丰富，这主要体现在其感觉和运动神经的来源上。这些神经主要来自咽后壁内的咽丛，咽丛是一个复杂的神经结构，它包含了迷走神经、舌咽神经、副神经颅根及颈交感神经的分支。这些神经分支在咽部形成了密集的神经网络，使得咽部的感觉和运动功能得以正常发挥。

除了咽丛外，还有三叉神经的第二支负责喉咽、扁桃体区及软腭的感觉。而舌咽神经则直接有分支分布于扁桃体下极及舌根，这进一步增强了咽部的感觉敏感性。因此，咽部的感觉非常敏锐，任何微小的刺激都可能引起明显的感觉反应。

由于咽部神经的丰富性和敏感性，部分全身器官的疾病，尤其是那些与咽部神经有反射或传导联系的疾病，可能会通过神经反射和传导机制，使咽部产生异常感觉。这就是咽异感症产生的一种可能机制，其复杂性在于它可能涉及多个系统和器官的疾病。

然而，值得注意的是，咽异感症并不都是由全身疾病引起的。其中，梅核气就是一种主要由精神因素所致的咽异感症。梅核气的产生与患者的情绪、心理状态等密切相关，常表现为咽部有异物感，但并无实际器质性病变。因此，在诊断咽异感症时，我们需要仔细鉴别是由局部或全身疾病所致，还是由精神因素如梅核气所致。这有助于我们更准确地判断病情，从而制定更有效的治疗方案。

咽部异物感大都和我们身体局部或者全身的疾病相关，也是很多疾病的症状或局部反应。

咽部异物感常表现为多种不同的感觉，包括咽部紧缩感、贴叶感、虫爬感及吞咽时的堵挡感。这些症状对患者来说可能非常不适，因此医生必须认真对待患者的主诉，并进行全面而仔细的检查。

在检查过程中，医生可能会采用多种手段，如X线或CT扫描、内镜检查，以及必要的化验或病理检查。这些检查有助于医生更准确地了解患者的病情，从而做出正确的诊断。

有时，咽部异物感可能与内科、外科、骨科或神经精神科等疾病有关。因此，医生在诊断时，可能需要请相关科室的专家进行会诊，以排除这些潜在病因。

值得注意的是，对于咽部异物感者，医生不应轻易下梅核气的诊断。虽然梅核气确实是一种可能导致咽部异物感的精神因素疾病，但其他病因也同样需要被考虑和排除。

在咽部异物感的病因中，局部病因仍是最主要的发病原因。然而，全身病因也占据了相当大的比例。临床医师往往对局部病因比较重视，只要进行认真检查，对一些少见的局部疾病，如茎突过长综合征、环后癌等，一般都能够及时发现，避免漏诊。

此外，在局部病因中，医生还应特别注意甲状腺疾病与咽异物感之间的关系。甲状腺疾病是一种常见的内分泌疾病，其症状可能包括咽部异物感。因此，在诊断咽部异物感时，医生应充分考虑甲状腺疾病的可能性，并进行必要的检查和评估。

首先它跟脾胃系统肯定是有关的，临床上很多患有反流性食管炎或者消化系统不好的患者，有这种异物感；其次跟鼻子肯定也有关系，有一些鼻窦炎、慢性鼻炎、过敏性鼻炎的患者，他们的病情对嗓子有影响了之后可能也会出现异物感；此外还有嗓子局部的问题，局部的慢性咽炎、慢性扁桃体炎、扁桃体肥大也会刺激局部有异物感；再有就是口腔的一些问题，也会影响到咽部、口咽部，导致咽异物感。

另外还有一些危急重症与咽异物感相关，值得临床医生重视。举个典型的病例，有一次一个六十多岁的女患者到我这儿来看病，主诉咽部异物感，而且她还有咽痛，在其他地方看了不少次，都说她是咽炎，于是就吃这些治疗咽炎的药，但是症状也没有缓解。她到我这儿来看病的时候呢，跟我说了一个情况，我觉得非常重要，她说我一回家就嗓子疼，一定要在家里坐着缓个十分钟、二十分钟的，这嗓子才能不疼。我说你住哪儿？她说我住在劲松小区，劲松小区那都是一个老小区，那儿的楼没有电梯。所以我刚才说，不光是对全国的方位，对北京的各个地区都要了解。劲松老小区，没有电梯，她住三楼，每天下楼去买菜买东西，回家她要爬楼梯，一回家就嗓子疼，要坐那儿歇个十分钟、二十分钟才不疼。那有可能和什么有关系？我怀疑和心脏有关系。所以我就让她做心脏检查，做心电图，结果她那个心电图就提示是冠心病。所以像这种的，一些冠心病的问题，甚至说心绞痛、心梗的一些远端的表现，就可以有咽痛，还有异物感。那梅核气指的是什么？梅核气指的是我们排除了全身的疾病，也排除了局部的疾病，纯精神因素所致的咽部异物感。

《金匮要略》中提到，妇人咽中如有炙脔，咯之不出，咽之不下，这被视为炎的一种表现。为什么古人特指妇人呢？这可能与古人的生活状态和女性的社会地位有关。在古代，女性多为家庭妇女，接触社会的机会有限，经常处于狭窄的空间中，因此心情可能较为郁闷。这种情绪状态可能导致咽部出现异物感，即中医所说的梅核气，也是我们现在所说的由纯精神因素、心理因素导致的咽部异物感。

然而，咽部异物感的原因远不止于此。消化系统问题是导致咽部异物感的主要原因之一，尤其是胃食管反流。当人在平躺体位时，由于反流的刺激，咽部异物感可能更为严重。此外，局部的一些疾病也可能导致咽部异物感。

除了消化系统问题，长期便秘的人也可能出现咽部异物感。只要大便通畅，咽部异物感就可能消失。这是因为便秘患者的腹气不通，脾主升的功能不好，胃降的功能也不好，导致中间发堵。患者可能还伴有肚子胀、嗳气、反酸等症状。

在治疗咽部异物感时，我们需要仔细分析患者的具体情况。除了局部检查外，还需要询问病史，确定具体的原因。我们不能简单地将咽部异物感归结为慢性咽炎或梅核气，而应根据患者的具体情况制定治疗方案。

另外，由全身系统性疾病所引起的咽异物感也易被混淆。尤其是当这些疾病与慢性咽炎并存时，我们可能只关注慢性咽炎的治疗而忽略了全身病因。有时，局部咽喉炎只是全身病因的一个局部表现。研究显示，在全身性病因中，消化系统疾病最为多见，其中胃食管反流性疾病又占据主导地位。

此外，我们还需要注意颈椎病引起的咽异物感。这类患者多见于中老年人，有长期伏案工作史，颈部活动受限或发僵，伴上肢放射痛及麻木感。部分患者还伴有咽干或吞咽堵挡感。对于这类患者，经骨外科协助诊治后，咽异物感可得到较好的改善。

因此，对于中老年患者，我们可行颈椎 X 片检查以排除颈椎病所致咽异感症。同时，咽异感症应与局部疾病、全身疾病和心理因素所致的咽部异物感仔细鉴别。尤其需要注意少数急重症如会厌炎、下咽脓肿、心肌梗死、喉部肿瘤等，这些疾病都可能出现咽部异物感。

咽部异物感的原因非常复杂，主要包括咽邻近器官的疾病、远处器官的疾病（如消化道疾病、心血管系统疾病、肺部疾病、膈疝、屈光不正等）、全身因素（如贫血、自主神经功能失调、风湿病、痛风、重症肌无力、甲状腺功能减退等），以及精神因素和功能性疾病。这些疾病可能由大脑功能失调引起，常伴有焦虑、急躁和紧张等情绪。因此，在治疗咽部异物感时，我们需要综合考虑患者的全身情况和心理状态，制定个性化的治疗方案。

故梅核气可以出现咽异物感症状，但不是所有咽异物感都属于梅核气。西医方面应明确病因；中医治疗方面应明确病位、病机，论证而治。除了局部治疗外，需顾护整体调节。另外对神经衰弱、恐癌及多焦虑者，医生应给予极大的耐心和热情关怀，除进行必要的检查和化验外，心理治疗相当重要。

二、肾虚古今病因的区别

学生：肾虚不是当代耳鸣主要病因吗？

老师：关于耳鸣的病因，传统观念中，"肾开窍于耳"的观点深入人心，很多人认为肾虚是耳鸣的主要病因。然而，现代医学和中医理论都对此有了新的认识。首先，需要明确的是，"肾虚不是当代耳鸣主要病因"。这一观点挑战了传统的认知，但它是基于对当前医学研究和临床实践的总结得出的。实际上，耳鸣的病机远比单一肾虚要复杂得多。与此同时，有观点提出"脾虚才是耳鸣主要病因"。这一观点强调了脾胃在耳鸣发病中的重要性。从中医的角度来看，脾胃是后天之本，主运化水谷精微，为全身提供营养和能量。如果脾胃虚弱，就会导致气血生化无源，耳窍得不到足够的滋养，从而引发耳鸣。当然，这并不意味着耳鸣只与脾胃有关。追本溯源，我们可以发现，《黄帝内经》等中医经典著作早已对耳鸣的病机有了更为全面的认识。除了肾虚和脾虚外，耳鸣还与肝等其他脏腑有密切联系。例如，肝气郁结、肝火旺盛等都可能导致耳鸣的发生。

这个可以得到古籍和临床研究的论证。《灵枢·口问》云："黄帝曰：人之耳中鸣者，何气使然？岐伯曰：耳者，宗脉之所聚也，故胃中空则宗脉虚，虚则下溜，脉有所竭者，故耳鸣。"之后李东垣在《内经》关于脾胃理论的基础上，进一步论述了脾胃对于耳窍的重要性。他认为九窍者，五脏主之，五脏皆得胃气，乃能通利。这是对人体九窍与五脏关系的深刻论述。《脾胃论·脾胃盛衰论》中进一步阐述道："饮食入胃，先行阳道，而阳气升浮也。浮者，阳气散满皮毛；升者，充塞头顶，则九窍通利也。"

这段话详细说明了脾胃盛衰与九窍的功能关系。具体来说，九窍中就包括了耳窍。当饮食进入胃后，由胃吸收的营养物质会首先输布到心肺上焦的阳道。在这个过程中，阳气会升浮布散于皮毛，使得四肢变得轻健有力。同时，轻清的阳气还会升达到头顶，进而保持耳窍的通利。

此外，《脾胃论·气运衰旺图说》中也有相关论述："脾胃乃元气之本，脏腑经络之源。脾胃强健，水谷得化，精微四布，元气充沛，脏腑经络有所濡养，则精、气、神皆出，九窍通利也。"这段话进一步强调了脾胃在人体生理活动中的核心地位。脾胃强健时，能够消化吸收水谷精微，并将其转化为元气，布散到全身各处，滋养脏腑经络。这样，人体的精、气、神才能充沛，九窍也才能保持通利。

以上引证皆强调，耳听聪慧、平衡有度赖于脾胃强健，化源旺盛，耳脉气血之充盈。故脾胃虚弱，精气不能上注于耳，以维听衡。因此，除肾之外，耳与各个脏腑经络都有着广泛联系，各脏腑、经络气血失调都可致耳鸣。而且我们曾做过一个课题，从大宗临床 500 例耳鸣患者病例里，通过数据挖掘、总结统计，我们发现脾虚耳鸣者占比居多。肾虚已不再是现代耳鸣的主要病因，这是由古今人们的生活环境、精神因素、工作状态和家庭情况之差异造成的。古时物质匮乏，缺衣少食，故肾精不足是普遍现象。

任何观点提出，均是源自临床，并服务于临床，各种观点偏重不同，原因在于历史时期、地域特点、患者群体等存在差异。提出观点只为丰富辨证施治理论，为患者服务，并非为了标新立异的纸上创作。当今社会物质充裕，营养过剩，而消耗代谢过少，饮食不节，肝气郁结，则脾胃首当其冲。所以我们医生须师古而不泥古，继承中医，在于继承其思维方法，即辨证论治，切不可教条模仿，生搬硬套，不能将耳鸣千篇一律从肾虚论治，因而在针对耳鸣的临床诊疗中，当以辨证论治为基本法则，四诊合参，制定正确治疗方案。

当然治疗任何疾病都并不简单，在治疗方面也没有诀窍，但治病应注重"审病求因"，抓住疾病的主要矛盾。疾病之病因，并非仅仅依靠现代医学的"客观病因"就能完全概括。实际上，疾病的产生往往涉及更为复杂的因素。生活状态、精神因素等都可能成为导致耳鸣不休的潜在原因。甚至，家庭关系的紧张或不和也可能引发耳鸣等健康问题。

从更深层次来看，有形疾病往往来源于无形因素。这些无形因素，如人的先天禀赋、性格、德行、精神状况，以及所处的家庭环境、社会环境、社会地位等，都在无形中决定和支配着有形疾病的发生和发展。因此，我们不能仅从生理或病理的角度去审视疾病，还需要考虑更广泛的社会、心理和环境因素。

正如《异法方宜论》所述："故圣人杂合以治，各得其所宜。故治所以异而病皆愈者，得病之情，知治之大体也。"这句话告诉我们，在治疗疾病时，需要综合考虑患者的各种情况，包括其主观病因和客观病因，才能制定出最适合患者的治疗方案。

因此，作为医者，在面对患者时，必须全面了解患者的综合情况，包括其生活状态、精神状况、家庭关系、社会环境等各个方面。只有在此基础上，我们才能更准确地把握患者患病之根本原因，从而制定出更为精准有效的治疗方案。这样的治疗方式，不仅能够针对疾病的表象进行治疗，更能深入疾病的本质，从而取得最佳疗效。

耳聋耳鸣日久的治疗，以改善焦虑症状、睡眠状态为目的。耳聋耳鸣为病，往往虚实夹杂，并且患病有先后，症状有轻重缓急，患者亦有男女老少之异。无论为病虚实缓急，久病患者治疗上不应一味追求耳聋耳鸣症状的减轻，更应致力于改善患者焦虑症状、睡眠状态、提高生活质量。患者焦虑状态及睡眠质量改善，耳鸣才会有所减轻。临床中我们常以"疏肝健脾"为基本治法，具体方药选取逍遥散进行加减。再者选用葛根、丹参、路路通、石菖蒲活血通窍；合欢花、合欢皮、玫瑰花疏肝理气，活血安神；远志、生龙骨、生牡蛎、盐知柏滋阴潜阳，安神定志。如此何愁耳鸣不解？

三、治疗鼻鼽的其他疗法

学生：老师，我们医生治疗鼻鼽除了中药内服与常规针灸，还有其他治疗方法吗？

老师：鼻鼽这个病确实不能根治。很多患者中医西医都看了，抗过敏药、激素、中药也用了，效果不好，我都建议患者可以尝试一下中医的外治法，比如针灸疗法。《灵枢·官针》言："九针之宜，各有所为；长短大小，各有所施也。不得其用，病弗能移。"我们祖先很早就有使用针具治疗疾病的历史，除了针刺常规穴位，如迎香、印堂、鼻通穴之外，我们还可以通过针刺或割治"鼻丘"穴来达到治疗目的。现在中医的"鼻丘割治法"就是由古代针刺疗法演变而来。割治鼻丘的功能在于疏通经络，宣导气血，协调阴阳，调整脏腑功能。从现代医学解剖来看，鼻丘位于鼻腔外侧壁的中鼻甲前端，与上迎香相对。该部位有筛前神经和蝶腭神经节分支，属于鼻腔最敏感部位，而筛前神经与鼻鼽主要症状——打喷嚏、水样流涕的产生密切相关，鼻丘及其周围黏膜的腺体和血管均受来自筛前神经的副交感神经纤维调节，而割治鼻丘法，可以通过阻滞活性过高的副交感神经对鼻腔黏膜腺体、血管的异常调节，从而降低鼻腔黏膜敏感性，起到治疗的作用。所以，中医药是我们民族的瑰宝，作为中医大夫，一定要多读经典，传承好、保护好、发掘好、发展好中医，树立民族自信与中医自信，切不可妄自菲薄。

四、"欲""郁"致病论

学生：老师，在临床上您为什么总是强调"欲""郁"导致疾病现象日益严重呢？

老师：欲望过度确实是一个重要的致病因素。它主要表现在两个方面：一是对名利追求过度而没有得到满足，或人生经历大起大落、大喜大悲等，这些都会引发忿忿不平、焦虑怨恨、烦躁不安、恐惧不宁等不良情绪。这些情绪长期存在，会导致气血逆乱而生郁。二是过度享受性欲而纵欲，这会耗伤精气，使气血运行不畅而成郁。

社会变迁对人类身体也有很大影响。一个人或家庭在社会中的种种变化，如大起大落、大喜大悲、大恩大怨、大富大贫等，都是疾病产生的重要因素。当社会环境仅以权利、名誉、地位、财富的高低多少来衡量一个人的价值时，人们的欲望会普遍过高。而能够达到心理预期的人总是少数，于是抱怨、不平、过激、愤怒、焦虑、郁闷等情绪普遍存在。当这些负面情绪主导一个人的思想时，脏腑经络就不能保持阴阳平衡、阴平阳秘的正常规律，长期处于不顺畅、不通达状态。这样，欲过不达而成郁，久郁阻滞而成结，最终导致疾病发生。

无论是物质之欲还是淫欲之欲，一时的欲念一般不会造成脏腑功能受损。但欲念长久，就会嗔心内生，愤怒、怨恨等情绪不断上升，看不惯社会、看不惯周围人、看不惯任何事情，感到做什么都不自在。这时，外在表现就会呈现满脸愤怒表情或过激语言动作，目光阴险、奸诈或是恐怖，这是欲已化郁之象。嗔心严重甚至会让人失去理智，无法控制自己的情绪。

《黄帝内经》说："百病生于气也。"这里所指的"气"，就是欲郁致病所产生的人体气机逆乱。在欲郁致病过程中，负面情绪不断上升，烦躁、抑郁、焦虑、恐惧等都会生"气"，表现为无名火旺、无理取闹、脾气暴躁、情绪失控。欲望得不到满足，日久化郁又不能释放，就会导致疾病。如今，抑郁症已成为最为常见的病症，这与欲郁致病有很大关系。

那么，"欲""郁"致病的核心病机是什么呢？欲久生郁会影响脏腑正常机能，尤其是对肝、胆、心、脾的影响突出。所以治疗欲郁致病时，要充分分析病情，细辨证候，审查病机，以脏腑辨证为基础辨证论治。

肝是阴中之阳，又称厥阴。肝喜条达，恶抑郁，主升发，主藏魂。欲郁所致肝脏受累主要在于条达、疏泄、抑郁方面，亦可影响藏血、主筋等功能。若肝失疏泄，则会导致肝气郁结，气机不畅，出现胸胁、双乳或小腹胀满疼痛不适等症状。

心为阳脏而主阳气。心与欲郁致病相关的功能主要在于心主神志。心藏神，神是生命活动的外在表现形式。过度的喜或悲都会使心神受伤。若心主神志功能失调，可出现精神、思维、意识、认知等异常。

脾属至阴之脏，为后天之本。欲郁致病与脾的关系，主要在于思虑伤脾及肝郁气滞，横逆犯脾，造成脾的功能障碍。脾主运化，将水谷化为精微，并将精微物质转输至四肢百骸。脾虚亦可内生寒湿，寒湿困脾则影响其运化功能。

　　欲郁致病的轻重与病因、病程、病情有关，其病机转化主要与上述脏腑相关，但与其他脏腑亦有不同程度关联。因此，在临证时，我们应全面考虑患者的综合情况，才能得出正确的辨证，达到好的治疗结果。

参考文献

［1］刘大新. 欲郁致病论［M］. 北京：中国中医药出版社，2020.

［2］刘大新. 悟岐黄之道，疗五官之疾：刘大新教授学术探源［M］. 北京：中国中医药出版社，2018.

［3］崔鲁佳，张丽，李金飞，等. 刘大新教授治疗鼻衄患者 423 例的中药频率分析［J］. 全科口腔医学电子杂志，2016，3（18）：7-8.

［4］姜辉，王嘉玺，魏然，等. 刘大新以加减通窍活血汤治疗声带白斑验案二则［J］. 环球中医药，2020，13（3）：474-476.

［5］高铭嫒，丁雷，刘大新. 基于数据挖掘技术分析刘大新眩晕辨治经验［J］. 北京中医药，2023，42（1）：116-121.

［6］李金飞，刘大新，丁雷，等. 刘大新运用半夏白术天麻汤加减治疗良性阵发性位置性眩晕手法复位后残余头晕验案 2 则［J］. 山西中医，2022，38（10）：36，47.

［7］李密密，马金成，宗凯，等. 从《黄帝内经》"一阴一阳结谓之喉痹"治疗喉咳新探［J］. 环球中医药，2020，13（8）：1371-1373.

［8］贾志姣，刘大新，丁雷. 刘大新教授从脾胃论治慢喉痹的用药规律分析［J］. 世界中西医结合杂志，2020，15（8）：1404-1406.

［9］黄创惠，魏然，王嘉玺，等. 基于数据挖掘探讨刘大新治疗慢性咽炎用药规律［J］. 辽宁中医杂志，2023，50（10）：178-182，257.

［10］魏然，刘大新，姜辉，等. 刘大新教授从肝郁脾虚论治耳鼻喉优势病种的学术思想［J］. 世界中西医结合杂志，2020，15（11）：2019-2024.

［11］李金飞，丁雷，王嘉玺，等. 刘大新运用逍遥散加减治疗肝郁脾虚型耳鸣验案 2 则［J］. 湖北中医杂志，2022，44（8）：30-32.

［12］孙静. 刘大新教授"无为而治"思想在医术中的体现［J］. 中医临床研究，2014，6（33）：3-4.

［13］孙静. 刘大新教授"无为而治"思想在医德中的体现［J］. 中医临床研究，2014，6（36）：11-12.

［14］李诗梦，刘大新，丁雷. 急症勿忘扶正——刘大新教授临证学术观点刍议［J］. 世界中西医结合杂志，2019，14（7）：931-933，969.

［15］刘娇媚. 刘大新临床应用逍遥散验案举隅［J］. 中国中医药信息杂志，2019，26（5）：128-129.

［16］孙静. 刘大新教授学术思想总结——玉屏风散合小青龙汤加减治疗"过敏性鼻炎哮喘综合征"临床疗效观察［D］. 北京：北京中医药大学，2016.

［17］姜辉，王嘉玺，魏然，等. 刘大新教授运用"和法"治疗喉源性咳嗽经验探析［J］. 河北中医，2022，44（5）：721-724，728.

［18］黄创惠，魏然，王嘉玺. 刘大新教授巧用对药角药治疗特发性耳鸣经验［J］. 环球中医药，2023，16（5）：957-960.

［19］刘娇媚. 刘大新对七情理论的认识、思考与临床应用［J］. 中华中医药杂志，2020，35（10）：5009-5011.

［20］申琪，刘大新. 跟师体会——反思崇古思维认真学习经典［J］. 中国中医药现代远程教育，2016，14（14）：130-132.

［21］刘娇媚. 刘大新"两因学说"学术观点阐述及临床体会［J］. 中华中医药杂志，2020，35（9）：4471-4473.

［22］姜辉，王嘉玺，魏然，等. 刘大新"无为而治"学术思想探源［J］. 北京中医药，2023，42（12）：1339-1340.

［23］刘娇媚. 刘大新从性格与德行对疾病病因证治的影响辨治经验［J］. 中华中医药杂志，2020，35（10）：5058-5060.

［24］魏然，姜辉，王嘉玺，等. 健脾升清利咽汤治疗脾胃虚弱型慢性咽炎患者的临床疗效及对其生活质量的影响［J］. 世界中西医结合杂志，2024，19（8）：1647-1650，1656.